착한 호르몬

아디포 넥틴 으로

건강 장수 하는 법

북플러스

'어떻게 하면 젊음을 유지하면서 건강하게 오래 살 수 있을까?' 나는 20년 이상 이에 대한 연구를 계속해 오고 있다. 연구에 힌트가 된 것은 슈퍼장수 노인들의 생기발랄하고 즐겁게 살고 있는 생활습관이었다.

그들의 식사, 운동, 다른 사람들과의 교류, 스트레스를 담아 두지 않는 생활 방식과 마음가짐 등은 '건강하게 살기 위한 교훈'이라고 해도 좋을만한 지혜를 많이 갖고 있었다. 그러한 지혜들을 모아 가능한 한 많은 사람들에게 전해주고 싶어서 지금까지 나는 여러 권의 책을 저술했다.

저술하면서 느낀 것은 이처럼 모범적으로 인생을 살아온 여러 선배들이 있는 반면에, 현대인의 풍요로운 생활양식은 그 윤택함과는 달리 싸구려 패스트푸드와 설탕으로 뒤범벅이 된 식생활로 인해 사람들의 건강을 앗아가고 있다는 사실이다.

그래서 나는 『'설탕'을 끊으면 열 살 젊어진다!』(베스트셀러즈), 「비만 유전자─살을 빼기 위해서 알아 두어야 할 것」(쇼덴샤) 등의 책을 통해서 의존성을 갖는 당질 중심의 식생활에서 벗어나 건강하게 살기 위해 식생활을 어떻게 개선해야 하는지 그 방법을 소개해 오고 있다.

사실 '착한 호르몬'이라 불리는 아디포넥틴은 위의 책 속에서도 그 중요성에 대해 몇 차례 소개한 적이 있다.

아디포넥틴은 생활습관병이 널리 퍼져 있는 현대 사회를 구원할 구세주라고도 할 수 있다. 아디포넥틴은 지방세포에서 분비되는 호르몬인데, 대사증후군이나 당뇨병, 동맥경화 등 생활습관병의 대책은 물론, 현대인의 사망 원인 중 다수를 차지하는 암에 대해서도 그 증식을 억제하는 예방효과를 포함하여 많은 분야에 응용할 수 있을 것으로 기대된다.

지방세포는 본래 인류의 에너지 저장고 역할을 해왔으며, 굶주림이나 추위로부터 몸을 지키는 데에도 반드시 필요한 영양세포다. 하지만 먹을 것이 풍부한 현대의 식생활에서는 거꾸로 사람의 건강을 해치는 문제아 취급을 받고 있다. 하지만 착한 호르몬인 아디포넥틴이 지방세포에서 분비된다는 점이 알려지게 되면서 '지방세포는 장기의 일종이다'라고 주장하는 사람들까지 생겨났다.

이 책에서는 이러한 아디포넥틴에 대하여 중점적으로 설명함과 동시에 '혈중 아디포넥틴을 늘리기 위해서 생활습관'을 어떻게 해야 할 것인가에 대해 소개하려고 한다.

아디포넥틴을 늘리는 방법에 대해 여러 가지로 조사해 본 결과, 앞서 언급한 바 있는 장수 노인들의 생활습관과 공통되는 부분이 대단히 많다는 사실을 알게 되었다. 아디포넥틴의 발견이 장수 노인들의 지혜를 과학적으로 설명해 주고 있는 것이다.

장수하는 노인들 중에 '오래 사는 것 자체가 목적'이라고 말하는 사람은 아무도 없다.

모두 자기 자신을 위해, 또는 다른 사람을 위해 무언가에 몰두하고 즐기면서 보람 있고 윤택한 노후 생활을 영위하고 있다. 이러한 노후를 보내기 위해서는 건강한 신체를 유지하는 것이 중요하다. 또한 건강한 신체를 유지하기 위해서는 현대인들에게 꼭 필요한 호르몬인 아디포넥틴의 분비량이 줄어들지 않도록 하는 관리가 필요하다.

이 책은 나이나 성별을 불문하고 대사증후군을 비롯하여 건강과 관련한 고민과 불편을 안고 있는 사람, 업무상의 효율과 생산성을 높이고 싶은 사람, 젊음을 유지하고 싶은 사람에게도 생활 개선을 위한 전환점이 될 것이다. 식사 방법이나 운동 등 여러 가지 구체적인 사례를 소개했으므로 할 수 있는 것부터 시작해 주기를 바란다.

시라사와 다쿠지 *준텐도順天堂 대학 대학원 연구과 노화 제어 강좌 교수*

: Contents

1 착한 호르몬 아디포넥틴의 정체

2 아디포넥틴을 늘리기 위한 생활습관

3 아디포넥틴으로 생활습관병을 예방·개선할 수 있는 이유

아디포넥틴을 늘려 주는 아침 주스

제 1 장

착한 호르몬

'아디포넥틴'의 정체

지방세포에서 분비되는 착한 물질로 주목받는 '아디포넥틴'

'메타볼릭 신드롬(대사증후군)'이라는 단어는 우리 일상에서 이미 친숙하게 느껴지는 말처럼 되어버렸다. '대사증후군'이 건강 검진 의무 항목으로 지정되었고, 텔레비전에서도 대사증후군 대책으로 좋다는 차와 보조제, 건강식품 광고가 하루도 빠짐없이 방송되고 있다.

하지만 대사증후군의 위험이 있다는 지적을 받아도 '안좋다는 것은 알겠는데…' 라고 하기만 할 뿐 좀처럼 식습관을 고치지 못하는 사람들이 많고, '대사증후군은 복부지방'이라는 정도의 애매한 지식만 갖고 있는 사람들도 많다.

그러나 건강하게 오래 사는 사람들 중에 대사증후군인

사람은 거의 없다. 다시 말해서, 건강하게 오래 사는 데에 가장 큰 방해꾼이 대사증후군이라는 뜻이다.

　여기서 우선 대사증후군에 관해 간략하게 살펴보자.

*역주 대사증후군이란 만성적인 대사성 장애로 인하여 공복시 혈당이 100mg/dL보다 높은 상태, 또는 당뇨병 환자로 고혈압, 고지혈증, 심혈관계 죽상동맥경화증, 비만 등의 여러 가지 질환이 한 개인에게서 한꺼번에 일어나는 것을 말한다.

내장지방 축적 정도

배 둘레(배꼽 둘레):
남성 85cm 이상, 여성 90cm 이상

**내장지방 축적 정도에 따라 아래 ①~③ 중 두 개 이상이 해당되면 대사
증후군이라고 진단한다.**

① 지질이상

다음 중 어느 하나 또는 둘 다 해당될 때
- 중성 지방: 150mg/dL 이상
- HDL콜레스테롤: 40mg/dL 미만

② 고혈압

다음 중 어느 하나 또는 둘 다 해당될 때
- 최고(수축기) 혈압: 130mm Hg 이상
- 최저(확장기) 혈압: 85 mm Hg 이상

③ 고혈당

공복 시 혈당치가 110 mg/dL 이상

(후생노동성)

대사증후군의 정식 명칭은 '메타볼릭 증후군, 내장지방 증후군, 대사이상 증후군'이며, 내장지방형 비만에 고혈당, 고혈압, 지질 이상이 더해져서 나타나는 것을 말한다.

대사증후군 통계조사에 따르면, 중·고년층(40세~74세) 남성 두 명 중 한 명, 여성 다섯 명 중 한 명이 대사증후군, 또는 대사증후군이 될 위험성을 안고 있다고 하며, 이러한 위험성을 안고 있는 사람들까지 포함하면 약 1,940만 명(일본의 경우)에 이를 것으로 추산하고 있다.

대사증후군이 위험한 이유는 대사나 혈액 속 지질이상이 당뇨병의 원인이 될 뿐만 아니라, 동맥경화를 일으키고, 뇌나 심장질환 등 갖가지 생활습관병의 근원이 되기 때문이다.

생활습관병은 이름 그대로 평소의 균형을 잃은 식생활이 원인이므로 생활습관을 개선하는 것이 급선무다. 그러나 당장 자기에게 닥친 위험이라고 받아들이기가 쉽지 않은 것도 현실이다. 필요 이상으로 겁을 주고 싶지는 않지만, 동맥경화나 고혈압으로 인해 어느 날 갑자기 쓰러진다 거나, 당뇨병 등으로 합병증을 일으킨 다음에 후회한들 소용없는 일이다.

또 '중년 비만'이라는 말이 있듯이, 기초대사가 저하되는 30대 후반부터 50대까지의 연령대는 대사증후군에 걸리기 쉬운 시기라고도 할 수 있다. 그렇기 때문에 건강하게 오래 살기를 바란다면 이 시기에 건강을 유지하는 것이 더더욱 중요하다.

그래서 주목받는 것이 생활습관병의 구세주라고 여겨지는 아디포넥틴이다.

아디포넥틴의 주요 작용

아디포넥틴은 지방세포에서 분비되는 호르몬이다. 여러 가지 작용을 가지고 있지만 요즘 들어 가장 주목받고 있는 것이 혈관을 회복시켜 동맥경화를 막는 작용이다.

우리들의 혈관은 당이나 지질, 유해물질 등으로 인해 나날이 손상되고 있다. 이런 상처가 있으면 콜레스테롤이 쉽게 들어붙게 되며, 혈관 벽에 쌓여 혈관을 막히게 함으로써 동맥경화나 고혈압을 일으킨다. 그리고 어느 날 갑자기 심근경색이나 뇌경색의 원인으로 탈바꿈하기도 한다.

아디포넥틴에는 혈관 속 상처를 회복하는 작용이 있어 이런 사태를 미연에 방지해 줄 것이라고 기대하고 있다.

또한 아디포넥틴에는 혈관을 확장시키는 작용도 있어서 높아진 혈압을 낮추는 효과가 있다. 혈관을 지키고 문제가 생기는 것을 미연에 방지할 수 있다는 말이다.

이런 믿음직스러운 작용 때문에 '혈관 속 수리공', 또는 문제의 불씨를 꺼 주는 '소방관'에 비유되기도 한다.

또 한 가지 주목할 만한 작용으로는 아디포넥틴의 인슐린 기능강화 작용을 들 수 있다. 인슐린은 몸속에서 혈당치를 낮춰주는 유일한 호르몬인데, 당이 지나치게 증가되면 기능을 하지 못하게 되거나 인슐린의 기능 자체가 저하되

[아디포넥틴의 주요 작용]

종양 증식을 억제한다	➡	암(예방)
인슐린 저항성을 개선한다	➡	당뇨병(예방, 개선)
혈관을 회복한다	➡	동맥경화(예방, 개선)
혈관을 확장시킨다	➡	고혈압(예방, 개선)
지방을 연소시킨다	➡	대사증후군(예방, 개선)

어 당뇨병을 일으킨다.

아디포넥틴에는 이런 인슐린의 기능을 도와주는 작용이 있기 때문에 주로 생활습관에서 오는 제2형 당뇨병 등에 대한 효과적인 해결책이 되며, 당뇨병 예방 및 치료에도 새로운 가능성을 열어줄 것으로 기대되고 있다.(156쪽 참조)

당이나 지질 과잉 섭취, 어떤 의미에서는 윤택해진 식생활의 대가라고도 할 수 있는 것이 생활습관병인데, 오랜 세월 동안 몸에 익은 생활습관을 고친다는 것은 말처럼 쉬운 일이 아니다. 아디포넥틴은 이런 내장지방 해소 및 생활습관병에 대한 효과적인 대책이 되는 '너무나도 착한' 존재로서 크게 주목받고 있다.

내장지방의 문제점

아디포넥틴이 가진 여러 장점을 온전히 누리는 데에 있어, 내장지방이 지나치게 늘어나면 좋지 않은 이유에 대해 좀 더 설명해 보자.

내장지방에서는 호르몬을 포함하여 여러 가지 생리 활성물질이 분비되는데 그 중에는 이른바 '나쁜' 물질도 많이 있다.

예를 들어 인슐린이 나오기 힘들게 만들어 혈당치를 높이게 되는 'TNF-α', '레지스틴', 고혈압으로 이어지는 물질인 '안지오텐시노겐' 등이 그것이다.

또 내장지방은 혈액 속에서 지방을 유리시켜 지방의 양을 늘리기 때문에 '지질 이상'의 원인이 되기도 한다.

이런 것들 모두가 동맥경화를 일으키는 원인이 될 뿐만 아니라, 내장지방이 늘어나게 되면 좋은 호르몬인 아디포넥틴의 분비가 감소하게 된다. 따라서 가능한 한 빨리 내장지방을 줄이는 것이 바람직하다.

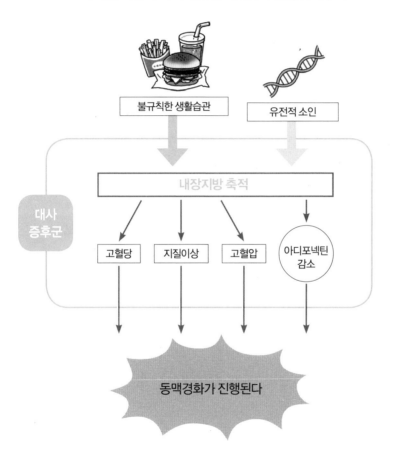

[내장지방이 축적되면 동맥경화가 진행된다]

불규칙한 생활습관

유전적 소인

대사
증후군

내장지방 축적

고혈당

지질이상

고혈압

아디포넥틴
감소

동맥경화가 진행된다

당신의 '아디포넥틴 정도'를 체크하기

　　대사증후군이나 생활습관병 대책에 효과적인 아디포넥
틴을 늘리는 방법을 소개하기에 앞서 자신의 상태를 확인
해 보도록 하자.

　　평소의 생활을 돌이켜 보면서 해당 항목에 체크를 한다.

☐ 건강 검진에서 대사증후군을 지적받은 적이 있다. 또는 공복 시

　　혈당치가 높은 편이다.

☐ 배 둘레가 남성 85cm 이상, 여성 90cm 이상이다.

☐ 정해진 운동 습관이 없다. 또 이동할 때는 언제나 차를 이용한다.

☐ 흰 쌀밥을 매우 좋아한다.

☐ 매 끼니마다 배부를 때까지 먹는다.

☐ 배가 고프면 안정이 되지 않아 간식을 많이 먹는 편이다.

☐ 당뇨병, 또는 당뇨의 위험이 있다는 진단을 받은 적이 있다.

☐ 담배를 끊지 못한다.

☐ 1주일에 3회 이상 술을 마신다.

☐ 가족 중에 암이나 뇌경색, 심근경색으로 사망한 사람이 있다.

0-3개인 사람 '아디포넥틴 정도'가 상당히 높은 편이다. 현재의 생활습관을 그대로 유지하면서 아디포넥틴을 더욱 늘릴 수 있는 생활을 해나가도록 한다.

4-7개인 사람 적절한 식사와 운동을 함으로써 아디포넥틴를 높일 수 있다. 평생토록 건강을 유지하기 위해 더 나은 생활습관을 몸에 익힌다.

8개 이상인 사람 하루빨리 생활습관을 재검토해야 한다. 이 책에서 추천하는 식사법과 운동을 실천해 본다.

내장지방의 양에 반비례하는 아디포넥틴

현재 상황의 아디포넥틴 정도는 어땠는가?

아디포넥틴은 지방세포에서 분비되기 때문에 지방의 양이 많을수록 아디포넥틴 양도 많아질 것이라고 생각하기 쉽다. 그러나 실제로는 비만일수록 분비량이 저하되며, 같은 지방이라 하더라도 피하지방이 아니라 내장지방이 많을 경우 분비량이 현저히 줄어든다는 사실이 밝혀져 있다.

성인인 경우, 일반적으로 '살이 찐다'는 것은 '지방세포가 비대해진다'는 것을 뜻하는데 일정 수준에 도달하면 지방세포의 수가 늘어나게 된다.

원래 지방 축적은 인류의 오랜 역사에 있어 굶주림과 추위를 견뎌내고 몸에 에너지를 축적할 수 있게 해주는 필수적인 시스템이다. 하지만 필요 이상으로 지방을 축적할 경우 건강에 해를 끼치게 된다.

표준체형인 사람, 다시 말해 정상적인 크기의 지방세포에서는 '착한' 아디포넥틴이 많이 분비된다.

그러나 비만 경향이 있는 사람들에게서 흔히 볼 수 있는 비대화된 지방세포는 만원 전철 속에서 꾹꾹 눌려 있는 것 같은 상태이기 때문에 세포 사이에 염증이 생겨 나쁜 물질을 분비한다고 알려져 있다.

나쁜 물질에 해당되는 것은 인슐린 생성을 방해하는 'TNF-α(역자주: 종양 괴사 인자-알파, 주로 대식세포에 의해 분비되는데 가장 중요한 역할은 면역세포의 조절이다)'와 혈액 속에서 혈전을 만드는 'PAI-I'라는 물질이다.

착한 물질은 혈당이나 혈관 그 자체를 건강한 상태로 유지하게 해주지만, 나쁜 물질은 그와는 반대되는 작용을 한다. 또한 지방이 존재하는 장소에 따라서도 특징이 달라진다.

여성에게 많은 피하지방은 글자 그대로 피부 아래에 축

적되는 지방인데, 허벅지나 엉덩이 주변 같은 하반신에 붙기 쉬운 것이 특징이다. 그런가 하면 남성에게 비교적 많은 것이 내장지방인데, 원래 일시적인 보관 장소에 불과한 내장 주변에 계속하여 지방이 쌓여가는 상태가 된다.

내장지방이 늘어나면 나쁜 분비물이 늘어나 혈액과 혈관 상태에 나쁜 영향을 미치며, 당뇨병이나 고혈압, 지질 이상, 동맥경화 등 갖가지 생활습관병으로 이어지기 쉽다.

뇌나 심장 혈관에서 문제가 일어나면 치명적인 질병으로 이어지게 되므로, 아직 바꿀 수 있을 때 혈액이나 혈관 상태를 개선하는 것이 중요하다.

하지만, 이 내장지방은 피하지방에 비해 붙기가 쉬운 대신 빼기도 쉽다는 특징이 있다. 아디포넥틴의 장점을 제대로 누리기 위해서는 될 수 있는 한 내장지방을 줄여야 한다.

'아디포넥틴'이 늘어나면 다이어트 효과도 좋아진다

아디포넥틴 분비를 늘려야 하는 이유는 질병 예방 말고도 더 있다. 아디포넥틴의 '지방연소효과'가 바로 그 이유이다.

운동 같은 신체 활동으로 에너지가 필요해지면 뇌의 명령에 의해 지방 분해 효소인 '리파아제'가 활성화되어, 쌓아두었던 지방을 에너지로 소비하게 된다.

이 때, 근육 속에 있는 'AMP 키나아제'라는 효소도 활성화되어 인슐린 작용과는 상관없이 당이나 지방을 에너지로서 활용하는 작용을 한다.

일반적으로 다이어트에 운동이 필수적인 것은 바로 이

때문인데, 사실 아디포넥틴에는 운동을 동반하지 않고도 근육의 AMP 키나아제를 활성화시키는 작용이 있다. 운동 없이도 당을 잡아내 지방 연소를 촉진시킬 수 있는 것이다.

더 나아가 아디포넥틴은 지방이 쌓이기 쉬운 간에서도 AMP 키나아제의 작용을 촉진시킨다는 사실이 밝혀져 있다.

그러므로 아디포넥틴이 정상적으로 분비되고 있으면 과도하게 운동을 하지 않더라도 적절하게 지방을 연소할 수 있는 몸이 되는 것이다.

현재 아디포넥틴 효과를 이용해서 당과 지방에 대한 연구가 진행되고 있다.

현시점에서 임상 응용에 가장 근접해 있는 연구는 도쿄 대학 대학원의 가도와키 다카시 교수, 야마우치 도시마사 조교수 등 연구팀의 연구이다.

가도와키 교수 등은 아디포넥틴 수용체를 활성화하는 '아디포론(아디포넥틴 수용체 활성화 저분자 화합물)'을 발견하여, 과학 전문지 '네이처' 전자판에 발표한 바 있다.

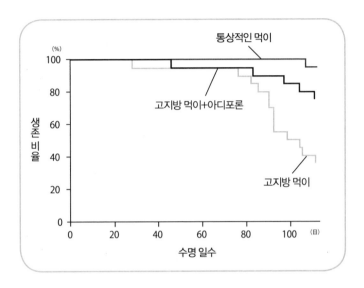

통상적인 먹이, 고지방 먹이, 고지방 먹이에 '아디포론'을 하루 한 번 투여한 먹이를 먹인 생쥐 세 그룹의 수명을 조사한 실험. 고지방 먹이를 먹인 생쥐가 120일 후에 70% 사망한 것에 비해, 아디포론을 투여한 먹이를 먹은 생쥐의 사망률은 30%에 그쳤다.

(doi:10,1038/nature12656)

이 발표를 보면 비만이나 제2형 당뇨병에 걸린 생쥐를 이용한 실험에서 고지방 먹이를 투여한 쥐가 120일 후 약 70% 사망한 것과는 대조적으로 '아디포론'을 하루 한 번 투여한 생쥐의 사망률은 약 30%에 그쳐 생존율 자체도 높아진 것을 알 수 있다. 이는 향후 비만이 원인이 되어 발생하는 여러 가지 질병의 치료에 큰 역할을 할 수 있을 것으로 기대된다.

아디포넥틴과 식욕과의 관계

다이어트와 관련하여 빼놓을 수 없는 아디포넥틴의 또 다른 작용으로 '식욕 항진 효과'가 있다. 방금 전에 '다이어트에 도움이 되는 호르몬'이라고 소개해 놓고 이건 또 무슨 말인가 하고 생각할 수도 있겠다.

우선 식욕과의 연관성부터 설명할 필요가 있다. 다이어트가 힘든 것은 운동과 관련된 문제와는 별개로 '식욕과의 전쟁'이라는 커다란 문제가 있기 때문이다.

식욕은 음식을 맛있게 먹기 위해 꼭 필요하지만 너무 지나치면 과식으로 이어지고, 억지로 참으려고 하면 이번에는 그 자체가 스트레스로 작용하게 된다.

원래 식욕은 뇌의 시상하부에 있는 식욕 중추에 혈당 상태가 전달됨으로써 조절되는 것이라고 여겨져 왔다.

식후 일정 시간이 지나 혈당치가 내려가면 영양을 보충하기 위해 '식사를 하라'는 지령이 내려지는데 그것을 '식욕'으로 느끼는 것이다.

또 식사를 시작하여 영양을 섭취했다는 판단이 내려지면 '그만 먹어라' 라는 지령이 내려오고 그것을 '포만감'으로 느끼게 된다.

이러한 정보 전달에는 혈당치 말고도 식욕을 관장하는 시스템이 있다는 사실이 점차 밝혀지게 되었다. 그것이 지방세포에서 분비되는 '렙틴'이라는 호르몬인데, 식욕을 조절하여 비만을 억제하는 작용이 있기 때문에 통칭 '비만 유전자'라고도 불린다.

　정상적인 상태에서는 어느 정도 식사를 하면 지방에서 렙틴이 분비되고, 이것이 배가 부르다는 신호로 바뀌어 과식을 막는다. 또 교감신경에 작용하여 지방의 축적을 막고 에너지 소비를 높이는 작용도 한다고 알려져 있다.

　그러나 지방이 늘어나 비만 상태가 되면 렙틴의 정보 전달 시스템이 제대로 작동하지 않는 '렙틴 저항성'이 강해지고 먹어도 만족을 느끼지 못하게 된다. 비만은 '욕망을 제어할 수 없게 되는 상태'를 말하며 조금이라도 빨리 해소시키는 것이 바람직하다.

　원래 몸에는 렙틴같이 비만에 대처하는 작용을 하는 '비만 유전자' 뿐만 아니라, 기아상태에서처럼 적은 양의 식사로도 에너지를 축적하고 소비를 억제하는 '절약 유전자'도 존재한다.

　아디포넥틴은 이 '절약 유전자'에 해당된다. 인슐린 작용을 도와주는 것과 동시에, 기아상태에서는 식욕을 높이고

AMP 키나아제를 활성화시켜 축적해 둔 지방이 에너지를 공급할 수 있게 만든다.

'절약 유전자'는 인류가 오랜 역사 속에서 기후 및 풍토 차이를 적응해 가면서 학습해 온 것으로 민족이나 개인에 따라서도 차이가 있다. 같은 식사를 하더라도 쉽게 살이 찌는 사람과 그렇지 않은 사람의 차이에는 이러한 유전자 작용이 관여하고 있다.

구체적인 예를 들면, 미국의 피마 인디언이나 오스트레일리아 원주민인 에보리진의 경우, 근대화와 더불어 서구형 식문화가 확산되면서 근대화 이전까지 이어져 왔던 식습관이 바뀌어 비만이나 제2형 당뇨병이 늘어났다는 사실은 잘 알려져 있다.

패전 후 일본 역시 기름이나 지질이 많은 서구형 식사가 증가함으로써 당뇨병이 늘어나는 등 질병의 경향이 달라졌다는 사실이 지적되고 있다.

우리 인류가 과식을 걱정할 정도로 윤택한 시기를 맞이

하게 된 것은 인류 역사로 따져보자면 불과 수십 년 동안에 생긴 일이다.

아디포넥틴과 렙틴은 서로 연동하는 관계에 있는데, 기아 상태일 경우 렙틴 분비는 저하되고 아디포넥틴은 증가하여 식욕을 높이고 에너지를 보급한다.

그러나 과식을 하게 되면 이런 기능이 무너지게 되는데, 렙틴은 혈중 농도가 상승함에 따라 과식을 억제하려고 하지만 아디포넥틴은 지방이 증가함에 따라 분비가 저하됨으로써 비만이나 대사증후군에 취약해지는 것이다.

건강하게 몸을 움직이는 고령자의 '아디포넥틴' 양은 일반 사람의 2배!

아디포넥틴 분비량에 관한 참으로 흥미로운 데이터가 있다. BMI(신체질량지수)가 같은 레벨인 100세 이상 여성 66명과 젊은 여성 66명의 핏속에 포함된 아디포넥틴 양을 비교해 보았더니, 젊은 여성의 아디포넥틴 양(평균치)이 10.8μg/㎖인데 비해, 100세 이상 여성은 20.3μg/㎖으로 두 배 가까운 차이가 있었다.

또한, 아디포넥틴 양을 연령별로 조사해 보았더니 나이가 많아질수록 증가한다는 것을 알 수 있었다.

나는 100세를 넘겨서도 건강하게 활동하고 있는 '백세 장수 노인'들의 이야기를 오랜 기간에 걸쳐 들어 왔다.

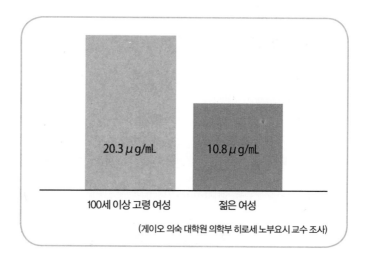

[100세 이상 고령 여성과 젊은 여성의 아디포넥틴 량(평균치)]

20.3 μg/mL

10.8 μg/mL

100세 이상 고령 여성 　　 젊은 여성

(게이오 의숙 대학원 의학부 히로세 노부요시 교수 조사)

　　그 중에서 특히 인상적인 사람은 세 번이나 에베레스트 등정에 성공한 등산가이자 스키어인 미우라 유이치로 씨의 부친 미우라 게이조 씨이다.

　　2006년, 101세로 돌아가셨지만 유이치로 씨가 원정할 때마다 동행하여 히말라야, 킬리만자로, 몽블랑 등 젊은 사람에게도 어려운 산들을 제패했고, 100세가 되어서도 스키를 즐기곤 했다.

또 일본 무용 사범이었던 이타바시 히카루 씨 역시 제자들에게 자신의 기량을 전수하는 한편, 스스로도 젊은 스승 밑에서 연습에 매진했다.

두 사람의 혈관 상태나 육체 연령 등 여러 가지 조사를 실시했다. 스키나 일본 무용 등을 통해 평소부터 몸 구석구석을 활발하게 움직이고 있었기 때문에 신체 평형감각, 보행 능력, 근력 및 골격의 강도 같은 면에서 자기 나이보다 젊은 60~80대의 수치를 유지하고 있었다.

또한 혈관노화와 동맥경화는 연령에 어울리는 수준으로 진행되어 있었지만, 아디포넥틴이 제대로 분비되고 있기 때문에 혈관 염증을 억제하고 혈전이 생기기 힘든 신체를 유지하고 있다는 사실도 알게 되었다.

두 사람은 식사에도 신경을 많이 썼다. 미우라 씨는 아침 식사로 낫토 김치 두부를, 이타바시 씨는 특제 벌꿀 참깨 된장 페이스트를 바른 빵을 반드시 먹는다고 했다.

그리고 무엇보다 스키와 일본 무용을 함으로써 허리를 낮추는 자세를 취하는 동작이 많았다는 점이 아디포넥틴 분비에 도움을 주었을 것으로 생각된다.

이러한 자세를 통해 허리 주변에 있는 근육이 자극을 받아 주변 지방세포에도 작용함으로써 아디포넥틴 분비를 촉진했던 것이다.

두 사례 모두 평소의 단련이 건강 장수로 이어진다는 것을 보여주는 대단히 모범적인 사례라고 할 수 있다.

또, 현재 현역 의사로서 102세를 맞이하는 성 루카 국제 병원의 히노하라 시게아키 선생도 소식을 유지하는 등의 식생활 조절과 걸어서 계단을 오르는 습관 등 본받아야 할 점이 많은 슈퍼 장수 노인 중 한 명이다.

아디포넥틴은 건강한 생활습관을 통해 더 많이 분비 되게 만들 수 있으므로 어떤 의미에서는 장수를 누릴 수 있느냐 없느냐 역시 본인의 생활 태도에 달려 있다고 할 수 있다.

아디포넥틴은 '장수 유전자'와 깊은 관련이 있다

아디포넥틴의 양을 인위적으로 늘릴 수 있다고 말했지만 원래부터 '장수하는 집안'인 사람도 있다. 이런 사람들은 그야말로 처음부터 '장수 유전자'를 가지고 태어났거나 그런 성질을 발휘하기 쉬운 상태인 사람이라고 할 수 있다.

유전자 해석은 나날이 진보되어 현 시점에서도 장수 및 노화와 관련된 유전자가 50~100개 정도 발견되어 있다.

그 중에서도 특히 주목을 받고 있는 것이 매사추세츠 공과대학 레너드 과렌테 박사가 발견한 'Sir 2 유전자'이다.

박사가 행한 효모균 실험에서는, 시르투인 유전자 중 하나인 'Sir 2 유전자'를 늘리는 방법으로 본래의 발아 횟수 20회를 크게 상회하여 55회나 발아하는 돌연변이체 효모를 확인했다.

또 효모균보다 복잡한 구조를 가진 선충을 대상으로 한 실험에서는 수명이 1.5배나 늘어났다는 결과가 나왔으며, 나아가 사람 몸속에도 같은 유전자가 존재하고 있음을 발견했다. 포유류의 유전자에는 Sirt 1에서부터 7까지, 7종류의 유전자가 존재한다는 사실도 밝혀졌는데, 그 중에서도 'Sirt 6'가 피부 노화나 등이 구부러지는 등 외모상의 노화 현상과 관련이 깊다는 사실이 주목을 받고 있다.

이 유전자는 누구나 가지고 있는 것이다. 단, 이 유전자가 '온(on)' 상태인지 여부, 즉 '활성화된 상태'인지 여부에 따라 유전자의 혜택을 받을 수 있을지 없을지가 결정된다.

활성화된 상태로 만들려면 '칼로리 제한'이 중요하다. 칼로리 제한으로 수명이 늘어난다는 것은 20세기 중반 무렵부터 여러 동물 실험을 통해 이미 확인된 바 있다.

그 중에서도 특히 흥미로운 실험이 미국 위스콘신 대학

에서 진행되고 있다. 진화 측면에서 인간과 가까운 히말라야 원숭이를 이용하여 칼로리 제한을 실시하면 수명에 어떤 차이가 생기는지를 조사한 것이다. 실험은 1989년에 시작되어 지금도 계속되고 있다. 실험 시작 시점에 7~14세였던 히말라야 원숭이의 수명이 일반적으로 30년 전후이므로 최종 결과는 조금 더 시간이 지나야 밝혀지겠지만 20년이 경과한 2009년에 중간 발표가 이루어졌다.

이 실험에서는 일반적인 양의 먹이를 주는 그룹과 일반적인 양의 70%의 먹이를 주는 그룹으로 나누어 비교해 보았는데 통상적인 양을 주는 그룹이 63.2%의 생존율을 보인 반면, 양을 줄인 그룹에서는 86.8%라는 생존율을 보여 중간 발표 시점임에도 불구하고 이미 커다란 격차를 보이고 있음을 알 수 있다.

또한 수명뿐만 아니라 암이나 당뇨병 같은 질병 발병률, 그리고 털의 윤기나 동작 같은 외견상 차이라는 측면에서 살펴보았을 때도 먹이의 양을 줄인 그룹 쪽이 훨씬 더 젊음을 유지하고 있다는 사실이 명백하게 확인되었다.

옛날부터 전해져 내려오는 '먹을 때는 배가 80% 정도만 부르게 하라'는 섭생법이 이치에 맞는 말이었던 셈이다. 오랜 기간 동안 노화방지에 대해 연구해 온 내 입장에서 말하자면 '배가 70% 정도만 부르게' 먹는 편이 좋지 않을까 생각한다. 영양의 밸런스나 먹는 방법에 관해서는 제2장에서 소개하겠으니 적극적으로 실천해 주었으면 한다.

장수 유전자와 아디포넥틴의 연관성과 관련하여 시르투인 유전자가 활성화되면 아디포넥틴 분비를 높인다는 사실이 밝혀져 있다. 아디포넥틴 분비량이 늘어나면 혈관에 대한 작용과 인슐린에 대한 영향, 그리고 지방연소 작용도 높아진다.

앞서 언급한 바 있는 가도와키 다카시 교수의 연구에서도 아디포넥틴이 근육세포 안에서 장수 유전자인 '시르투인 유전자'를 활성화시키는 작용을 하며, 세포 내 미토콘드리아의 수를 늘림으로써 장수로 연결시킨다고 지적하고 있다.

장수 유전자를 '온(on)' 상태로 만드는 데 필요한 것은 '칼로리 제한', '적당한 운동', '항산화작용이 있는 음식을 섭취'하는 것이다.

위에 열거한 사실들이 아디포넥틴을 높이는 방법과 중복되는 것을 보면 아디포넥틴을 늘리는 것이 장수로 연결된다고 생각해도 무방할 것이다.

점심 식사 후 '이상하게 졸립다'면
당질 중심의 식사로 인한 위험성 때문이다

지방세포에서 분비되는 아디포넥틴은 내장지방이 많은 대사증후군 상태에서는 분비가 감소되기 때문에, 먼저 비만을 해소하는 것이 중요하다. 이를 위해서는 영양의 균형이 잘 갖춰진 식사와 적당한 운동이 필수적이다.

현대인이 쉽게 대사증후군 체형이 되어버리는 이유는 식생활의 변화에 기인하는 바가 크다.

영양의 균형을 생각하지 않고 생활하다 보면 거리에 넘쳐나는 패스트푸드나 고기 덮밥, 라면, 튀김 등 탄수화물에 편중된 식사를 하기 쉽다.

햄버거, 피자, 소고기 덮밥이나 우동 등 가격이 싸다는 점도 유혹에 넘어가게 만드는 요인이다. 슈퍼마켓의 반찬 코너나 백화점 지하 식품 매장 같은 곳을 다니다 보면 당질 이외의 먹거리를 찾아내기가 어려울 정도다.

그와는 반대로 많이 섭취해야 하는 채소는 가격이 너무 비싸서 몸에 좋은 식생활을 하고 싶어도 실천하기가 쉽지 않다는 사람도 많다.

일본인은 미국인이나 유럽인에 비해 인슐린 저항성이 높아서 당뇨병에 걸리기 쉬운 경향이 있다. 그러므로 지금과 같은 당질 중심의 식생활은 다시 한 번 생각할 필요가 있다.

정제된 흰 쌀밥이나 우동 같은 식사는 당질을 과다하게 섭취하도록 만드는 큰 원인이다. 왜냐하면 현미나 통밀가루 같이 도정搗精을 거치지 않은 식자재의 경우 쌀겨 부분에 남아 있는 영양과 식이섬유를 함께 먹는 것이 당 대사에 도움을 주기 때문이다.

혈당치가 항상 높은 상태로 유지되지 않으면 안절부절

못하게 되는 상태는 그야말로 중독이다. 당질에는 설탕도 포함된다. 단 것을 끊지 못하는 사람도 '설탕 중독'이라 할 수 있다.

저자의 책 「'설탕'을 끊으면 열 살 젊어진다!」에서도 언급한 바와 같이, 코카인이나 각성제 같은 마약을 '하드 드러그'라고 부르고 있으며, 이와 비교되는 개념으로 설탕 같은 당질은 '마일드 드러그'라고 불릴 정도로 중독성이 있다.

마약을 흡입하면 뇌의 '보수 체계'라는 곳에 강한 자극을 주어 엄청나게 강한 쾌감을 느끼게 된다. 마약에 비해 증상은 가벼울지언정 '이유도 없이 먹고 싶다', '먹어야 안정이 된다'는 증상도 같은 맥락이다. 건강에 미치는 영향도 크다.

우리들의 식사 패턴에 교자만두와 라면, 파스타와 빵, 오코노미야키와 밥 등 탄수화물끼리의 조합으로 이루어진 세트 메뉴가 많다는 사실은 놀라울 정도이다. 카레라이스나 돈가스 같은 음식도 당질이 많으면서 칼로리가 높은 메뉴이다. 당질을 과다하게 섭취하면서도 채소를 많이 섭취하지 않으면 혈당이 계속해서 높은 상태에 머물러 당뇨병으로 이어진다. 혈액 속에 당이 늘어나면 여러 가지 합병증과 동맥경화 같은 질환으로 진행되기도 한다.

또 점심 식사 후 2시간 정도 지나면 졸음이 오는 것도 당질 섭취 때문이다. 당질을 많이 섭취하면 올라간 혈당치를 낮추기 위해 인슐린이 분비된다. 인슐린이 과잉 분비되거나 급격하게 혈당치가 낮아져도 졸음으로 이어진다. 또 식욕이나 수면을 관장하는 '오렉신'이라는 호르몬은 공복일 때, 특히 혈당치가 낮은 상태에서 각성상태를 불러오지만, 혈당이 상승하면 분비가 저하되기 때문에 이 작용에 의해 졸음이 오게 된다.

위에 적은 모든 것들이 혈당치가 급상승하지 않으면 발생할 일이 없는 현상이다.

또, 혈당이 떨어졌을 때 안절부절 못하는 것은 마약의

금단 증상과 같다고 할 수 있다.

당질을 피하거나 먹는 순서를 바꾸는 방법으로도 혈당치가 급격하게 상승하는 것을 막을 수 있지만 여기에서 더 나아가 당을 대체하는 에너지원을 만들어낼 수 있는 체질로 바꾸는 방법을 권하고 싶다.

그렇게 하면 아디포넥틴의 혈중 농도를 높일 수 있을 뿐만 아니라, 그 밖의 여러 가지 장점도 함께 누릴 수 있게 되기 때문이다.

노화방지에도 효과적인 '케톤체' 체질이란?

지금까지 아디포넥틴의 장점과 당질 과잉 섭취에 따른 위험성을 소개했는데, 여기서는 내가 추천하고 있는 당을 대신하는 에너지원인 '케톤체'에 대해 설명하겠다.

케톤체는 사람이 처음부터 가지고 있는 에너지원 중 하나로, 혈당치의 영향을 받지 않는 독립적 요소이기 때문에 다이어트나 노화 방지, 집중력 향상에도 도움이 되며 아디포넥틴 농도를 높여주기도 한다.

평상시에 사용되는 에너지 생성 시스템을 '해당계解糖系'라고 한다. 탄수화물이 분해되어 생기는 혈액 속의 포도당(글루코스)으로부터 에너지를 얻는데, 이 포도당이 부족해

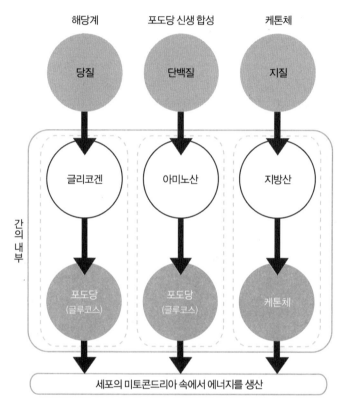

[에너지를 만드는 세 가지 시스템]

해당계   포도당 신생 합성   케톤체

당질   단백질   지질

간의 내부

글리코겐   아미노산   지방산

포도당
(글루코스)   포도당
(글루코스)   케톤체

세포의 미토콘드리아 속에서 에너지를 생산

에너지를 생산하는 시스템에는 세 종류가 있다. 에너지원을 포도당에서
케톤체로 바꿈으로써 다이어트나 노화 방지 효과를 얻을 수 있다.

지면 간의 글리코겐을 분해해서 에너지원으로 삼게 된다.

그러나 글리코겐까지 고갈되면 근육 같은 곳의 단백질을 분해하여 에너지를 생산한다. 이것을 '포도당 신생 합성^{糖新生}'이라고 부른다.

하지만 이 포도당 신생 합성에도 한계가 있기 때문에 이마저 부족해졌을 때 이용되는 것이 지질에 함유되어 있는 지방산이 분해되면서 만들어지는 '케톤체'를 에너지원으로 삼는 시스템이다.

당질 섭취를 과감하게 제한하고 지방산에서 케톤체를 합성하여 에너지원으로 삼는 몸의 상태를 '케토제닉'이라고 한다. 다이어트 효과가 있을 뿐만 아니라 집중력, 판단력이 깨어나 작업 효율도 높아지며 앞에서도 말한 바와 같이 아디포넥틴 농도도 높아진다.

몇 년 전, 「오베시티 어 리서치 저널」에 신시내티 대학 연구진의 연구 보고서가 게재되었는데, 거기에는 '당질 제한에 의해 아디포넥틴 분비량이 증가한다'는 연구 결과가 보고되었다.

BMI(신체질량지수) 수치가 30 이상인 여성 81명을 '당질 제한'과 '지질 제한' 그룹으로 나누고 각각 4개월과 6개월 후에 체중, 내장지방량, 아디포넥틴 농도를 비교한 실험이었다.

결과는 체중, 내장지방 모두 당질 제한 그룹 쪽이 감소했다. 혈중 아디포넥틴 농도는 지질 제한 그룹이 $0.86\mu g/m\ell$ 증가한 반면, 당질 제한 그룹은 $1.92\ \mu g/m\ell$ 증가되었다.

당질 제한 그룹의 아디포넥틴 혈중 농도가 더 크게 증가하는 결과를 보였다는 말이다.

또한 장수 유전자 항목에서 소개한 바 있는 과렌테 박사가 발견한 시르투인 유전자의 경우, 캘리포니아 대학 샌프란시스코 캠퍼스의 시마즈 다다히로 박사가 'Sirt 3 유전자' 연구를 실시하여 '케톤체 합성은 Sirt 3에 의해 조절되고 있다'는 발표를 했다.

케톤체를 합성할 때 히드록시메틸글루타릴 COA 합성 효소(HMGCS2)를 활성화시켜야 하는데, 이 효소를 활성화시키는 것이 Sirt 3 유전자이며 당질을 제한함에 따라 곧바로 케톤체가 나오는지 여부는 Sirt 3 유전자의 활성화 여부에 달려 있다는 것이다.

이것은 케톤체와 장수 유전자의 연관성을 보여주고 있지만 아직은 데이터가 부족한 상태이며 앞으로의 연구 성과를 기다리고 있다.

케톤체를 늘리는 '케톤 식이요법'이란?

케톤체에 대한 설명으로 되돌아가 보자. 이 케톤체 시스템은 혈액 속의 포도당이나 간 속의 글리코겐을 완전하게 끊어야만 기능한다.

공복감을 느낄 때 탄수화물을 섭취하지 않은 상태로 2~3시간이 지나면 포도당 신생 합성 메커니즘이 움직이기 시작하고 더 나아가 간 속의 글리코겐이 다 없어지면 케톤체 시스템이 움직이기 시작하는 것이다.

이런 일련의 과정이 진행되고 있는 도중에 당질을 섭취하면 그 즉시 포도당 신생 합성도 케톤체 시스템도 멈춰 버리기 때문에 주의가 필요하다.

당질 섭취가 참기 힘든 것은 당질 중독 증상 때문이다. 케톤체 회로가 움직이게 되면 혈당치가 오르내리는 일도 줄어들기 때문에 심한 공복감이나 초조함을 느끼는 일도 없어지게 된다.

혈당치를 올리지 않고 인슐린 역시 분비되지 않는 상태로 케톤체 시스템을 작동하게 만드는 식사를 '케톤 식이요법'이라고 한다.

케톤 식이요법의 기본이 되는 것은 케톤 지수이다. 식사에 함유되어 있는 단백질(P), 탄수화물(C), 지방(F)의 질량을 이용하는 계산식으로 케톤 지수를 계산할 수 있다.

몸속에서 케톤체를 만드는 물질 K(향 케톤 물질)를 케

[케톤 지수 계산 방법]

$$케톤\ 지수\ =\ \frac{K\,(향\ 케톤\ 물질)}{AK\,(반\ 케톤\ 물질)}$$

K (향 케톤 물질) = 0.9F + 0.46P

AK (반 케톤 물질) = C + 0.1F + 0.58P

F: 지방의 질량   P: 단백질의 질량   C: 탄수화물의 질량

향 케톤 물질을 반 케톤 물질로 나눈 케톤 지수가 2 이상이 될 경우 케톤체 합성을 촉진시키는 '케톤 식이요법'이 된다.

톤체 생성을 저지하는 물질 AK(반 케톤 물질)로 나눈 수치가 2 이상이 되면 케톤체 합성을 촉진하는 케톤 식이요법이라고 할 수 있다.

계산식을 이해하기 어려울 때는 단순하게 탄수화물(당질)을 줄이는 방법도 괜찮다.

탄수화물을 줄이고 지방과 단백질을 많이 섭취하면 지

방산에서 저절로 케톤체가 만들어진다.

케톤 식이요법은 옛날부터 이루어져 왔던 '간질' 치료법을 기초로 삼고 있다. 간질은 단식을 하면 증상이 개선된다는 사실이 알려져 있는데, 1990년에 난치성 간질에 대한 치료 효과가 다시 한 번 확인되면서 치료에 응용되게 되었다.

간질은 일부 신경 세포가 비정상적으로 흥분하게 되면 일어나는데, 원인은 해당계에서 합성된 포도당이기 때문에 케톤 식이요법으로 바꾸면 간질을 억제할 수 있다.

이러한 사실을 바탕으로 하여 발전한 케톤 식이요법은 '지방을 효율적으로 소비하게 만드는 다이어트'로서 미국 등지에서 화제가 되고 있으며, 일본에서도 조금씩 주목을 받기 시작했다.

의사들은 케톤체라는 용어를 들으면 제1형 당뇨병이 중증으로 악화된 '케토산증'이라는 상태를 떠올린다.

또 어린아이가 자가 중독(주기성 구토증)을 일으키는 것도 케톤체가 원인이기 때문에 '케톤체'는 안 좋은 것이라고 생각될 수도 있다.

그러나 건강한 성인이라면 '케톤 식이요법'을 활용하여 갖가지 불쾌한 증상을 줄여 상쾌하고 가벼운 컨디션을 유지할 수 있다. 꼭 도전해 보기 바란다.

당질에 관해서는 여러 전문가들의 의견이 발표되어 있으며, 당질 제한 다이어트나 당뇨병 치료법 등 많은 정보가 혼란스러울 정도로 넘쳐나고 있다.

노화방지를 연구해 온 내 입장에서 보면 질병 치료를 위한 당질 제한과 건강한 사람의 다이어트를 위한 당질 제한은 그 목적부터가 다르다.

이미 당뇨병에 걸린 사람은 주치의와 의논해야 한다. 자기 방식대로 어중간하게 실행하는 일은 절대로 삼가야 한다.

또한 내가 주장하는 식사법은 단백질 섭취를 늘리는 방향으로 구성되어 있으므로 신장이나 간에 문제가 있는 사람은 반드시 의사와 상담하기 바란다.

지금까지는 아디포넥틴이 작용하는 메커니즘과 장점, 그리고 아디포넥틴을 활용하는 데 필요한 '이론'에 대해 소개했다.

다음 장부터는 〈식사편〉, 〈운동편〉 둘로 나누어 아디포넥틴의 혈중 농도를 늘리는 실천 방법을 소개하겠다.

지식이나 정보가 소중하긴 하지만 알고 있는 것만으로는 의미가 없다. 아디포넥틴의 효과를 몸소 체험하고 싶다면 적극적으로 도전하여 새로운 세계를 경험하기 바란다.

제 2 장

'아디포넥틴'을 늘리기 위한

생활습관

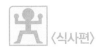 〈식사편〉

식후 고혈당을 방지하는 것이 아디포넥틴 분비에 필수적이다

　이제부터는 식사편인데, 아디포넥틴의 혈중 농도를 높이는 음식물이나 식사법에 대해 구체적으로 소개하겠다.

　현재 비만 경향이 있는 사람이 아디포넥틴 분비를 늘리기를 원한다면 가장 먼저 비만 상태부터 해소시켜야 한다. 지질 제한과 당질 제한을 비교한 조사에서 소개한 대로 우선은 당질을 피하는 식사를 실천하는 것이 바람직하다.

　어떤 다이어트건 갑자기 무리한 목표를 설정하면 오래 계속되기 힘들고, 극단적인 방법을 선택하면 그로 인한 문제가 발생하는 일이 많지만 당질 제한에는 여러 가지 장점이 있다. 예를 들어 식후에 혈당이 높아지면 혈당치를 낮추는 기능을 하는 인슐린이라는 호르몬이 많이 분비되어 갖가지 질병의 원인이 된다는 것은 알려진 바와 같다. 인슐린에 관해서는 제4장에서 상세하게 설명하도록 하겠다.

중요한 것은, 지금까지와 같이 포도당을 에너지원으로 하는 '해당계'가 아니라, '케톤체' 시스템으로 옮겨 감으로써 보다 장기적 관점에서 에너지 부족 상태에 빠지지 않는 몸을 만들어 나가는 것이다.

장시간 수술을 하는 외과의사, 몇 시간씩 경주용 트랙을 달리는 카 레이서, 바둑을 두는 기사 등 한순간도 집중력이 흐트러지면 안 되는 직업을 가진 사람들 중에는 이미 이런 것을 실천하고 있는 사람이 많이 있다.

나 자신도 케톤체를 의식하게 된 다음부터 감량 효과와 더불어 집중력을 오래 지속시킬 수 있게 되어 4~5시간밖에 안 되는 시간 동안이라 해도 숙면을 취할 수 있게 되었음을 실감하고 있다.

흔히들 '뇌는 포도당만을 에너지원으로 삼는다'고 알고

있는데, 이것은 커다란 오해이다.

뇌는 당이나 산소, 케톤체 등을 에너지원으로 삼을 수 있다. 저혈당에 빠졌을 때 활동의 능률이 떨어진다거나 안절부절 못하게 되는 것은 어떤 의미에서 당 중독 증상이라고 할 수 있다. 건강한 사람은 혈당을 지나치게 높게 만들지 않는 편이 낫다.

우리 몸에는 필요할 경우 혈당치를 높여 주는 호르몬이 여러 종류가 있다. 성장 호르몬이나 아드레날린, 갑상선 호르몬 등이 바로 그것인데, 인간은 역사상 굶주림과 싸워온 기간이 워낙 길었기 때문에 혈당치를 낮추는 호르몬은 단 하나이다. 그래서 당이 너무 많아지는 상황에는 적응하기 힘들기 때문에 여러 가지 컨디션 난조나 질병을 불러오게 된다.

당질 제한이라 해서 당질을 전혀 섭취해서는 안 된다는 말은 아니다.

당질은 밥, 빵, 우동, 라면, 파스타 등 주식이 되는 탄수화물을 비롯하여, 과일이나 뿌리채소류, 기름, 알코올류 등 여러 가지 음식물에 함유되어 있기 때문에 완벽하게 끊을 수는 없다. 그러므로 지금 현재 얼마나 과잉섭취를 하고 있는지 알고 나서 줄이는 것이 중요하다.

다이어트가 목적일 때는 주식인 탄수화물을 어느 정도 의식적으로 줄이거나 섭취하지 않는 수준의 제한이 필요하다.

표준적인 영양 섭취 지침에서는 당질을 전체의 60% 정도로 하는 것을 기준으로 삼고 있지만 나는 20% 정도로도 충분하다고 생각한다.

20대 때의 체중을 목표로 삼으면 좋다. 물론, 20대 때 비만이었던 사람이라면 얘기가 다르지만, 그 무렵의 체중에서 5kg 이상 늘어나 있다면 그것은 생활 습관의 영향이다. 적정 상태로 되돌릴 필요가 있다.

그렇게 함으로써 착한 호르몬인 아디포넥틴 혈중 농도도 높아지고 여러 가지 건강 효과를 누릴 수 있게 된다.

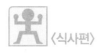 〈식사편〉

건강을 위해서는 기름이 중요!
섭취해야 할 기름과 피해야 할 기름

당질과 더불어 주의가 필요한 것이 기름 섭취 방법이다. 다이어트를 할 때 기름은 칼로리가 높으니까 먹으면 안 된다고 생각하기 쉽지만 기름은 우리 몸에 매우 중요한 역할을 하는 요소이다.

기름은 몸의 세포막을 조절하는 데에 있어 없어서는 안 될 정도로 꼭 필요한 물질이다. 그 밖에 영양소나 노화 물질의 대사, 여러 가지 정보 전달, 호르몬형 물질인 오타코이드의 재료로서도 중요한 역할을 담당하고 있다.

다만, 조심해야 하는 것은 기름에는 여러 종류가 있으며, '좋지 않은 기름'은 되도록 피하고 '좋은 기름'을 적극적으로 섭취해야 한다는 점이다.

몸을 젊게 유지하는 식사로 최근 주목을 받고 있는 것 중에 '지중해식 식사'가 있다. 이 식사법은 토마토 같은 채소와 어패류, 그리고 올리브오일을 중심으로 한 식사를 말한다.

올리브오일은 몸에 좋은 기름이라고 알려져 있는데, '올레인산'이 함유되어 있기 때문이다. 올레인산은 '불포화지방산'인 '오메가-9 계통'으로 분류된다.

여기에서 기름의 종류에 대해 정리해 보자. 지방산이란 기름에 함유되어 지질을 구성하는 성분인데 크게 '포화지방산'과 '불포화지방산'으로 나뉜다.

'포화지방산'은 고기나 유제품 등에 많이 함유되어 있으며 너무 많이 먹지 않도록 주의가 필요하다. 그 이유는 나중에 자세히 설명하겠다.(83쪽 참조)

'불포화지방산'은 구조의 차이에 따라 '오메가-3 계통',

'오메가-6 계통', '오메가-9 계통'으로 나뉜다.

오메가-3 계통 기름에는 알파 리놀렌 산(들기름, 아마씨 기름)이나 생선에 많은 EPA, DHA 등이 있는데 동맥경화 예방에 효과적이다.(83쪽 참조)

오메가-6 계통은 대두 계통 기름으로 리놀산(홍화씨 기름, 콩기름, 참기름) 등이 있다. 적당하게 섭취하면 콜레스테롤을 전반적으로 억제한다고 알려져 있다. 그러나 '오메가-6 계통'의 불포화지방산인 아라키돈산은 세포 염증, 즉 노화를 촉진시킨다. 대형 할인점이나 편의점, 패스트푸드점의 튀김류, 감자 칩 등에 사용되는 기름에는 '오메가-6 계통'이 많으므로 너무 많이 먹지 않도록 주의가 필요하다.

'오메가-6 계통'에는 마가린도 포함된다. 식물성 기름이기 때문에 콜레스테롤이 높아지지 않아 몸에 좋다고 하던 시기도 있었지만, 건강에 해를 끼친다고 알려져 있는 '트랜스 지방산'을 함유하고 있기 때문에 현재는 그 위험성에 대한 우려의 목소리가 높다.

'오메가-9 계통' 기름이 올레인산(올리브오일, 아보카도 오일 등)인데 몸에 해로운 LDL콜레스테롤을 줄이고 몸에 좋은 HDL콜레스테롤을 늘려 준다.

기름을 제대로 섭취하려면 오메가-3 계통과 오메가-6 계통의 균형을 잡는 것이 중요한데, 현대의 식생활에서는 오메가-6 계통 기름을 적극적으로 피할 필요가 있다. 그리고 상온에서 먹는다면 차조기 기름, 들기름, 아마씨 기름으로 대표되는 오메가-3 계통의 기름을, 가열해서 먹는다면 올리브오일, 아보카도오일 같은 오메가-9 계통의 기름을 사용하는 것이 좋다.

또 시간이 경과된 튀김이나 포 등 산화된 기름은 '과산화지질'로 변질되며, 그 결과 활성 산소가 많이 발생하기 때문에 피해야 하는 기름 중 하나이다.

■ 포화지방산

장쇄지방산

동물성 지질에 많으며 과잉 섭취할 경우 동맥경화를 촉진시킨다.
스테아린산, 팔미트산, 미리스트산 등

중쇄지방산

장쇄 지방산의 약 10배 속도로 에너지 대사가 이루어지기 때문에 중성지방으로
변환되기 힘들다. 우유, 모유, 코코넛 오일, 팜유 등

단쇄지방산

소장 활동을 활발하게 만드는데 과잉 섭취할 경우 동맥경화의 원인이 된다.
버터, 식초 등

■ 불포화지방산

오메가-3 계통 지방산

동맥경화, 암, 치매 예방에 좋다. 산화되기 쉬우므로 신선한 것을 섭취한다. 알파
리놀렌산(차조기 기름, 들기름, 아마씨 기름), EPA, DHA 등

오메가-6 계통 지방산

가공 식품 등에 많기 때문에 과잉 섭취하지 않도록 주의가 필요하다.
리놀산(홍화씨 기름, 콩기름, 참기름), 감마 리놀렌산, 아라키돈산 등

오메가-9 계통 지방산

잘 산화되지 않기 때문에 조리에 사용하면 좋다. 올레인산(올리브오일, 아몬드
오일, 아보카도 오일, 유채씨 기름) 등

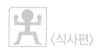 〈식사편〉

주목받고 있는 코코넛 오일에 감춰진 힘은?

앞 항목에서는 식생활에서 빼놓을 수 없는 기름의 종류와 특징에 대해 설명했는데 알츠하이머병에 효과가 있다고 해서 최근 주목을 받고 있는 것이 '코코넛 오일'이다.

태국 요리나 베트남 요리 같은 동남아시아 음식점에 많이 사용하는 코코넛오일은 은은하게 퍼지는 달콤한 맛과 향이 있어 특히 여성들에게 호감을 사는 오일이다.

코코넛 오일은 야자나무의 잘 익은 과육 씨젖에서 얻어지는 기름으로, 코코넛 과육을 짜서 추출한 것이다. 포화지방산으로 분류되며, 이 사실만 가지고 보면 동맥경화 등의 원인이 되는 육류와 같은 분류에 속한다. 하지만 포화지방산에도 여러 종류가 있는데, 탄소의 종류에 따라 단쇄지방산, 중쇄지방산, 장쇄지방산으로 나뉜다.

이 중에서 코코넛 오일은 중쇄지방산을 많이 함유하고 있는 착한 기름이다.

중쇄지방산은 흡수가 빨라 장쇄지방산의 10배 속도로 에너지 대사가 이루어지기 때문에 몸속에서 비만의 원인인 중성지방으로 교환되지 않고 케톤체로 효율 좋게 바뀌는 특징이 있다. 중쇄지방산을 풍부하게 함유한 기름으로 'MCT(중쇄 중성지방) 오일'이라는 종류도 있긴 하지만, 케톤체가 상승하더라도 원상 복구되는 속도가 빠르기 때문에 코코넛 오일 쪽이 케톤체 에너지를 장시간 사용하는 데 더 적합하다.

또한 코코넛 오일은 일상적인 신체 활동이나 자외선, 유해 화학 물질 등으로 인해 몸속에서 발생하는 활성 산소를 해롭지 않게 만드는 기능도 갖고 있어 건강과 노화 방지에 효과가 있다.

코코넛을 원료로 하는 제품에는 여러 가지가 있는데 대형 슈퍼마켓 등에서 코코넛 밀크 통조림을 구할 수도 있지만, 중쇄지방산 섭취 효율을 고려한다면 코코넛 오일이 더 좋을 것이다.

코코넛 밀크 외에도 코코넛 밀크를 더 진하게 만든 코코넛 크림, 또는 말린 코코넛 같은 상품도 판매되고 있지만 편리성과 영양적인 측면을 고려했을 때 역시 코코넛 오일을 추천한다.

물건에 따라 다르겠지만 코코넛을 건조시켜 화학 용제로 추출한 제품도 있는데, 가능하다면 생과일을 저온에서 짠 '버진 코코넛 오일'을 선택하는 게 좋다.

최근 주목받는 식품이기 때문에 대형 백화점이나 슈퍼마켓 같은 곳에서 쉽게 구할 수 있다.

하루 두 큰 술 정도가 이상적인 섭취량이다. 한 큰 술에 약 120Kcal이므로 높은 열량임에 틀림없다. 에너지 효율이 좋다고는 해도 너무 많이 먹으면 칼로리가 초과되므로 조심해야 한다.

처음 먹는 사람은 적은 양으로 시작하여 몸의 상태를 봐가면서 조금씩 양을 늘려가도록 한다.

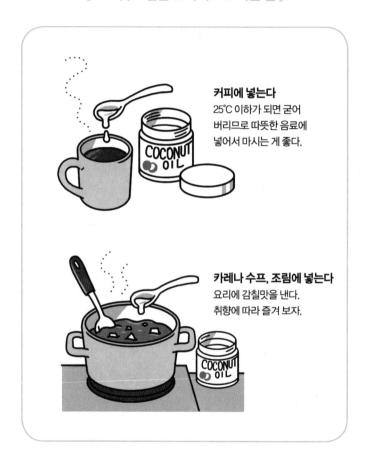

커피에 넣는다
25℃ 이하가 되면 굳어
버리므로 따뜻한 음료에
넣어서 마시는 게 좋다.

카레나 수프, 조림에 넣는다
요리에 감칠맛을 낸다.
취향에 따라 즐겨 보자.

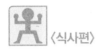 〈식사편〉

두부냉채나 데친 두부 같은 대두단백질로 '아디포넥틴' 분비를 늘린다

　지금부터는 구체적인 식재료 중에서 아디포넥틴의 혈중 농도를 높일 수 있는 식품을 소개하겠다.

　콩으로 만들어지는 제품에는 여러 가지가 있는데 대두 단백질(콩단백)에 함유되어 있는 베타콘글리시닌에 아디포 넥틴을 늘리는 작용이 있다는 사실이 알려져 있다. 아디포 넥틴의 발견자로서 이름이 알려져 있는 오사카 대학 마츠 자와 교수의 실험에서도 대두단백질에 아디포넥틴의 혈중 농도를 높이는 효과가 있다는 사실이 확인되었다.

　콩 제품에는 두부, 낫토, 두유, 콩가루 같은 것들이 있는 데 특히 대두단백질을 풍부하게 함유하고 있는 것이 두부이다. 일반 연두부를 비교하면 일반 두부에 함유되어 있는 대두단백질의 양이 더 많다.

이것은 제조 방법의 차이에서 오는 것으로, 일반 두부는 구멍이 뚫린 그릇에 무명천을 깔고 거기에 콩 국물과 간수를 넣기 때문에 굳는 과정에서 수분이 빠지기 쉽고 그만큼 단단하게 굳는다. 연두부는 수분을 빼지 않기 때문에 촉감은 부드럽지만 대두단백질의 양은 더 적어진다.

고야두부는 두부를 얼려 말린 것이므로 100g 속의 영양소를 비교할 때, 일반 두부의 거의 7배에 달하는 대두단백질이 함유된다는 계산이 나온다.

낫토도 건강식으로 추천할 만한 식품이다. 낫토에는 낫토 키나아제라는 효소가 함유되어 있어서 장의 기능을 활발하게 해 준다. 그러나 낫토균이 성장할 때 대두단백질을 사용하기 때문에 베타 콘글리시닌 섭취 효율이 두부만큼 높지는 않다.

콩단백(대두단백질)이 많이 들어 있는 식품

두부
고야두부
두유
유바두부껍질
콩가루
검은콩

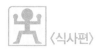 〈식사편〉

'마그네슘'이 아디포넥틴 분비를 돕는다

'마그네슘'은 뼈나 이의 성분으로서 빼놓을 수 없는 미네랄이다. 또, 몸의 뼈나 근육 등에서 체내 효소나 호르몬을 활성화시키고 에너지 대사 및 세포의 정보 전달, 단백질 합성, 유독물질 해독 등 여러 가지 역할을 담당하고 있다.

마그네슘이 부족해지면 고혈압, 부정맥, 경련을 일으킬 수 있다.

쥐가 나는 원인에는 혈액흐름의 장애 및 영양 부족이 있는데, 마그네슘을 보충해 주면 어느 정도 효과를 얻을 수 있다고 한다.

마그네슘은 당뇨병과도 연관이 깊은데, 인슐린 저항성이 높아지는 요인 중 하나로 마그네슘 섭취 부족이 있다.

마그네슘은 음주나 스트레스에 의해 소변으로 배설되기 쉽다는 사실도 확인되어 있으므로 적극적으로 섭취하는 것이 바람직하다.

여러 가지 식품에 함유되어 있지만 두부를 만들 때 필요한 '간수'가 염화마그네슘이기 때문에 두부에는 필연적으로 마그네슘이 많이 함유되어 있다.

건강차로 오랫동안 인기를 끌고 있는 '두충차(고혈압, 관절염에 효과 있다고 알려짐)' 역시 마그네슘 섭취에 효과적인 음료이다. 맛이 독특하기는 하지만, 건강 효과가 탁월하여 붐을 일으키기도 했다.

두충차는 마그네슘 외에 철분, 칼륨 등 미네랄 성분을 풍부하게 함유하고 있어 불로장생 한방차로도 귀하게 여겨지고 있다. 단, 칼륨을 많이 함유하고 있으므로 신장에 문제가 있는 사람에게는 권하지 않는 게 좋다.

마그네슘이 많이 들어 있는 식품

두부	아몬드	바나나
아욱	땅콩	톳
우엉	호박씨	미역
메밀	녹황색 채소	다시마
깨	코코아	큰실말
울금	두충차	

*역주 마그네슘은 칼슘 흡수를 돕는 필수 영양소로 부족하면 대사증후군에 잘 걸린다. 그 증세로 근육경련과 골다공증, 손저림증이 나타나기도 하고 스트레스가 쌓여 짜증, 우울, 과민 등 정서적 문제가 일어날 수도 있다. 그러므로 마그네슘 섭취는 여러 가지 성인병을 다스리는 데 꼭 필요한 영양소이다.

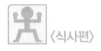 〈식사편〉

고기와 생선 모두를 조화롭게 섭취하는 것이 '아디포넥틴' 증가의 비결

노화방지라는 관점에서 보자면 고기는 적극적으로 섭취해야 하는 단백질원이다. 근육이나 장기, 혈액 등 몸을 만드는 기본적인 재료가 되며, 부족할 경우 근육량이 떨어져서 기초대사가 저하되거나 면역력이 약해지는 등 온몸에 영향을 미치기 때문이다.

혈액 속의 단백질 대부분을 차지하는 것이 '알부민'이라는 성분인데, 혈관 상태를 양호하게 유지하고 지방산의 작용에도 관여하는 중요한 물질이다. 알부민 양을 늘리기 위해서는 양질의 단백질을 섭취할 필요가 있으므로 육류를 피하면 안 된다.

그러나 같은 육류라고 해도 쇠고기, 돼지고기, 닭고기는 각각 특징이 다르다.

쇠고기에는 지방연소를 촉진시키는 '카르니틴'이 많이 들어 있다. 차돌박이 같이 지방이 많은 부위를 피해 붉은 살 부분을 잘 씹어 먹는 게 중요하다. 양고기도 쇠고기와 마찬가지로 카르니틴이 많아 추천할 만하다.

돼지고기에는 당 대사를 촉진시키고 자율신경 밸런스를 조절해 주며 피로회복 효과도 높은 '비타민 B_1'이 풍부하게 들어 있다.

닭고기에는 지방분이 적고, 특히 노화방지에 효과적인 '카르노신'이 함유되어 있으므로 양질의 단백질을 섭취할 수 있다.

단, 육류를 먹을 때 주의해야 할 점은 고기의 기름기가 '포화지방산'이라는 점이다. 땅 위에 사는 동물의 체온은 인간의 체온보다 높기 때문에 상온에서는 굳기 쉬우며 인체 내에서 혈전의 원인이 되기 쉽다.

고기 자체는 건강 유지를 위해 필요하지만 너무 많이 먹지 않도록 주의해야 하며 고기와 생선 섭취에서 어느 한쪽에 치우치는 일이 없는 균형 잡힌 식사를 하는 것이 바람직하다.

단백질이 많이 들어 있는 식품

쇠고기
돼지고기
닭고기
양고기

〈식사편〉

등푸른생선의 'EPA', 'DHA'가 혈액의 끈적임을 없앤다

전통 일본식 음식의 좋은 점은 고기보다 생선을 많이 먹는다는 점이다.

고기나 생선 모두 중요한 단백질원이지만, 둘 사이에는 '기름의 질'이라는 큰 차이가 있다. 쇠고기나 돼지고기 같은 동물의 고기는 '포화지방산'에 해당되며 너무 많이 먹을 경우 '혈액이 끈적끈적한 상태'에 빠지기 쉽다고 한다. 그러나 생선에 들어 있는 주요 지질은 EPA, DHA라고 하는 불포화지방산(오메가-3 지방산)이다.

생선은 물 속에 사는 생물이어서 그 지질이 저온에서도 잘 굳지 않는다는 특징이 있다. 그래서 중성지방을 줄여 주기 때문에 혈전이 잘 생기지 않는다. 혈액의 기름기를 빼주는 성분으로 많이들 권장하고 있다. 또, 아디포넥틴은 혈중 농도를 늘려주므로 영양소로서도 효과가 있다.

EPA는 고열로 조리하면 유실되기 쉬우므로 튀김 요리에는 적합하지 않다.

그 밖에 연어나 연어 알, 새우, 게 등에 들어 있는 아스타잔틴도 아디포넥틴의 작용을 도와주는 성분이다.

아스타잔틴 자체는 혈액 속의 콜레스테롤 산화를 억제하는 '항산화작용'으로 알려져 있다. 몸에 해가 되는 LDL 콜레스테롤은 혈관 벽에 부착되기 때문에 동맥경화의 원인이 되기도 하는데 아스타잔틴을 섭취하면 아디포넥틴 작용 효율을 높일 수 있다.

DHA	EPA

■ 뇌의 기능을 높인다.
■ 혈액 속의 중성지방 및
  콜레스테롤을 줄인다.
■ 참치, 고등어, 꽁치에
  풍부하다.
	■ 혈전을 녹인다.
	■ 혈소판의 응집을 억제해서
	  혈액흐름이 좋아지게 한다.
	■ 정어리, 연어 알에 많이 있다.

꽁치

참치

고등어

정어리

연어알

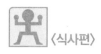 〈식사편〉

아디포넥틴과 비슷한 성분인 '오스모틴'을 섭취한다

식물유래 단백질이자, 식물에 함유되어 있는 피토케미컬 중 하나가 '오스모틴'이다.

아디포넥틴의 일부와 구조가 비슷하여 간이나 근육에 있는 아디포넥틴 수용체에 딱 들어맞기 때문에 '오스모틴'을 함유한 음식을 섭취함으로써 아디포넥틴과 마찬가지 효과를 기대할 수 있다.

아디포넥틴 연구가 진전되면서 여러 가지 효과가 판명되었지만, 한편으로는 내장지방을 줄여도 아디포넥틴 수치가 올라가지 않는 사람, 원래부터 분비가 적은 '저 아디포넥틴 혈증'인 사람이 있다는 사실도 알게 되었다. 그런 경우에는 '오스모틴' 성분이 큰 효력을 발휘할 것으로 생각된다.

노화방지라는 관점에서 볼 때도, 채소는 많이 먹을 것을 권한다. 토마토의 붉은색, 피망의 초록색, 옥수수의 노란색, 키위의 황록색 등 채소나 과일은 색상이 참으로 다양하다.

이 색소 성분이 몸의 산화를 방지하는 중요한 성분이다.

그 밖에도 무나 순무의 흰색, 우엉의 갈색, 깨의 검은색 등 식탁을 훑어봤을 때 일곱 가지 색깔 '레인보우 베지터블'의 채소가 고루 잘 갖추어져 있다면 그만큼 다채로운 영양을 섭취할 수 있게 된다. 다양한 색상으로 장식된 식탁은 먹는 즐거움을 충족시켜 주기도 하며 몸속에서 소화되지 않는 식이섬유가 풍부하기 때문에 포만감을 얻기도 쉬워 결과적으로 과식을 방지할 수 있게 된다.

오스모틴을 많이 함유한 식품

토마토
피망
감자
포도
체리
키위
옥수수
사과

톳, 미역, 다시마의 '식이섬유'로 당질과 지방 흡수를 억제한다

'식이섬유'는 단백질, 지질, 당질이라는 3대 영양소에 비타민, 미네랄을 더한 5대 영양소를 잇는 '제6의 영양소'라고도 불린다. 식물에 들어 있는 '셀룰로오스', '리그닌', '펙틴', 동물에서 유래되는 것으로는 '키틴', '키토산' 등이 있는데 사람의 소화 효소로는 분해되지 않는다. 그 때문에 영양이 되지는 않지만, 그 섬유가 장을 자극하여 변비 해소에 도움을 준다.

식이섬유에는 물에 녹는 '수용성'과 물에 잘 녹지 않는 '불용성'이 있는데 특히 '수용성'인 다시마, 미역 같은 것들은 마그네슘도 많이 함유하고 있기 때문에 아디포넥틴의 혈중 농도를 높여주는 작용을 한다.

점착성이 있어 위장 속을 천천히 이동하기 때문에 공복감이 잘 느껴지지 않고 식사로 섭취한 당질 흡수를 느려지게 만들어 식후 혈당치 상승을 억제하는 작용도 한다. 또, 콜레스테롤을 흡착시켜 몸 밖으로 배설하는 작용, 대장 속 좋은 균인 비피더스 균의 작용을 도우면서 유해균을 감소시키는 작용 등 종합적으로 비만 해소나 아디포넥틴 증가에 공헌한다. 그리고 배변을 돕기 때문에 여성에게 많은 변비에 대한 고민을 해소시켜 주기도 한다.

하지만 미역이나 다시마를 과잉 섭취할 경우 갑상선 기능 저하를 일으킬 염려가 있으므로 주의해야 한다.

식이섬유가 많이 들어 있는 식품

톳	옥수수
미역	당근 같은 채소류
다시마	버섯류
큰실말 같은 해조류	곡류
곤약	콩류
토란	

〈식사편〉

'향신료'는 아디포넥틴의 분비를 활발하게 한다

몸이 찰 때는 생강, 다이어트에는 고추 등 이런 식으로 '향신료'는 맛을 다잡는 역할뿐 아니라 건강에 대한 여러 가지 효과도 가지고 있다.

생강에는 '진저롤'이나 '쇼가올' 이라는 매운 성분이 들어 있다. '진저롤'은 혈액 흐름을 좋아지게 해 대사를 활성화시킬 뿐 아니라 지방세포가 비대해지는 것을 막는 기능도 있다. 요리에 생강을 사용함으로써 결과적으로 아디포넥틴 작용을 도와주게 되는 셈이다.

붉은 고추에 들어 있는 '캡사이신'이라는 성분은 교감신경을 활성화시켜 지방연소 효과를 높여 준다. 하지만 자극도 강하므로 위장이 약한 사람은 주의해야 한다.

요즘 간 기능을 도와 숙취를 막아주는 성분으로 잘 알려지게 된 '울금' 역시 향신료의 하나이다. 봄 울금(강황), 가을 울금(심황), 보라색 울금(아출) 등의 종류가 있는데 그 중에서도 가을 울금은 영어명을 '터메릭(turmeric)'이라고 하며, 카레에 사용되는 향신료로 잘 알려져 있다. 폴리페놀의 일종인 '커큐민'이라는 성분을 포함하고 있어서 알츠하이머병 예방에도 효과가 있다는 것이 밝혀져 주목을 받고 있다. 또한 울금에는 검은 울금이라는 종류도 있는데 마그네슘을 풍부하게 함유하고 있기 때문에 아디포넥틴을 늘리는 효과가 있다.

향신료를 활용할 때의 장점으로 맛에 변화를 줄 수 있다는 점도 들 수 있을 것이다. 일본 음식은 생선이나 채소 등 건강한 식재료가 많은 반면, 된장이나 간장처럼 염분이 많아 혈압을 높이는 식품도 있다. 그러므로 고추나 카레가루 같은 것을 잘 활용하여 매운 맛을 더하면 맛있게 먹을 수 있으면서 염분도 줄일 수 있다.

여러 가지 향신료

생강
붉은 고추
울금

*역주

진저롤 생강의 매운맛 성분 중의 하나로 몸속의 지질을 낮춘다. 종양이나 DNA 손상을 막는 역할을 한다고 알려져 있다. 임신이나 멀미로 인한 구토 예방 효과가 있다.

쇼가올 진저롤과 마찬가지로 DNA 손상을 막고 항암효과를 나타내며 항산화 효과도 우수하다. 생강에서 매운맛을 내는 성분을 갖고 있다.

〈식사편〉

아디포넥틴을 늘리는 식사 포인트

음식에 대한 해설을 통해서 ①비만을 해소 한다 ②혈당치를 높이지 않는다 ③아디포넥틴을 늘린다. 이 세 가지의 축을 소개했다.

마지막으로 먹는 방법에 대해 소개를 해 보기로 하자.

포인트 1. 먹는 순서를 지킨다

이미 알고 있는 사람도 있겠지만 ①, ②에서 공통적인 사항은 채소를 먼저 먹는다는 것이다.

채소에 들어 있는 식이섬유는 동물성 지방을 흡착, 몸밖으로 배출하는 작용을 한다. 지방부터 먼저 먹고 나중에 채소를 먹으면 지방 흡수가 바로 시작되어 식이섬유에 흡착되지 않는다. 또, 밥이나 빵 같은 탄수화물부터 먼저 먹으면 혈당치의 급상승으로 이어진다.

채소 다음에 메인 요리인 고기나 생선을, 마지막으로 밥이나 빵을 먹는 것이 이상적인 순서이다.

포인트 2. 천천히 씹어 먹는다

식사를 시작하고 나서 포만감을 느낄 때까지는 약 20분 정도 시간이 필요하다. 시간을 들여 씹는 맛이 나는 것을 처음에 먹으면 식사 도중에 포만감을 느낄 수 있어서 좋다. 먹는 순서를 지키면서 식사 시간은 30분 이상 잡도록 하자. 일이 너무 바빠서 도저히 시간을 그만큼 낼 수 없을 경우도 있을 것이다. 그렇다 하더라도 급히 먹는 것은 되도록 피하고 주어진 시간 내에 먹을 수 있는 양 만큼만 천천히 먹는 것이 좋다.

식사는 '배가 약 70% 정도 찰 때'까지만 먹는 것이 좋다고 말했지만, 처음부터 이렇게 하기는 어려울 수도 있다.

이것을 실천하기 위해 음식을 씹고 있는 동안은 젓가락을 내려놓고 식사 중간 중간 물을 마시는 등의 방법을 쓰면 도움이 될 수 있다.

먹은 것을 기록하는 '레코딩 다이어트'도 먹는 것을 객관적으로 확인할 수 있어서 좋다.

음식을 단순히 입에 넣는 것이 아니라, 먼저 눈으로 보고 즐긴 다음, 입에 넣고 음미하면서 식재료의 맛을 충분히 즐길 수 있다면 먹을 수 있다는 것에 대해 지금까지보다 훨씬 더 감사함을 느낄 수 있을 것이다.

자기 몸이 필요로 하는 양보다 과다하게 먹는 습관을 가진 사람이라면, 그것은 그저 습관에 불과했으며, 적당한 선에서 그만 먹는 것이 실제로는 굉장히 쾌적한 상태임을 깨닫게 된다.

포인트 3. 아침 식사는 채소와 과일로 만든 주스를 마신다

혈당치가 높아지지 않도록 아디포넥틴을 적절하게 분비

시키려면 아침 식사 때 채소나 과일로 만든 신선한 주스를 마시는 것이 좋다.

잠을 자는 동안에는 혈액 속의 포도당 공급이 끊어지게 되며, 포도당은 '포도당 신생 합성'(51쪽 참조)을 통하여 만들어진다. 아침 식사를 통해 새롭게 당질을 섭취하지 않으면 그대로 '포도당 신생 합성'이 이어지며 '케톤체' 시스템도 작동하기 시작한다. 점심 무렵에는 완전히 케톤체가 합성되어 하루 종일 케톤체가 높은 상태로 건강하게 생활할 수 있다.

아침에 마시는 신선한 주스는 완제품으로 판매되고 있는 채소 주스보다 손수 만든 것이 가장 좋다.

손수 만드는 것이 어렵다면 과일이나 채소 주스를 바로 만들어 파는 가게를 이용하는 것도 한 가지 방법이다.

주스를 만들 때는 착즙기가 아니라 식이섬유까지 함께 섭취할 수 있는 믹서를 사용하는 편이 좋고, 만들어진 것을 바로 마시도록 한다. 씨는 채소에 들어 있는 효소를 파괴할 가능성이 있으므로 빼는 것이 좋다.

주스 마시기가 습관화되면 채소의 비율을 늘려 당질 섭취를 줄일 수 있다.

이 책 권말의 레시피(192쪽)를 참고하여 아침에 신선한 주스를 마시는 습관을 갖도록 한다.

아침 추천 메뉴 → 신선한 주스

포인트 4. 탄수화물에 편중되지 않는 점심 식사를 한다.

점심 식사 때면 샌드위치나, 면 종류, 덮밥 같은 것을 즐겨 찾는 사람들이 많은데, 메인 요리는 고기나 생선, 콩 제품 등의 단백질을 먹도록 하자. 백반을 선택하는 경우에도 밥을 빼거나, 조금만 담도록 한다.

케톤체 생활로 전환할 것을 주장했던 「2주 만에 효과를 볼 수 있다! 시로사와식 케톤 식사법」(간키출판사)에서는, 처음 2주 동안 빵이나 밥, 면류 같은 메인 요리를 비롯하여 설탕, 청량음료, 화학조미료 섭취를 금지하고 있다. 본격적인 케톤체 생활로 옮겨가고 싶은 사람은 이 책을 꼭 한번 읽어 보기 바란다.

> 점심 식사 추천 메뉴 → 단백질을 중심으로, 확실한 에너지 보급을 한다

포인트 5. 밤에는 좋아하는 것을 먹되 가볍게 먹는다

세 끼 식사 중에서 저녁 식사의 볼륨이 가장 많다는 사람이 있는데, 밤에는 가볍게 먹는 게 철칙이다. 채소나 단백질 중심으로 먹도록 한다. 저녁 식사 양을 줄이면 아침에 일어날 때 상쾌한 느낌을 받을 수 있다.

알코올도 적당하게만 섭취한다면 별 문제가 되지 않는다. 나 역시 저녁에 레드와인을 마시곤 한다. 레드와인에는 항산화작용을 가진 폴리페놀의 일종인 '레스베라트롤'이 풍부하다. 이것은 포도 껍질에 들어 있는 성분이므로 화이트와인보다는 껍질째 발효시키는 레드와인을 권한다. 장수유전자가 기능을 발휘하게 만드는 작용도 있다고 알려져 있다.

당질이 적은 술을 고른다면 소주, 위스키, 브랜디가 좋겠다.

밤 9시 이후에는 식사를 하지 않는 것이 가장 좋다. 생활 스케줄상 저녁 식사가 늦을 수 밖에 없는 사람은 중간중간에 너트 종류 등을 먹고 그 후 식사는 가볍게 하도록 신경 쓴다.

하루쯤 과식을 했다 하더라도 그 다음날 식사를 줄이는 식으로 며칠 단위로 조절한다면 문제될 건 없다.

> 저녁 식사 추천 메뉴 → 채소와 단백질을 중심으로 가볍게

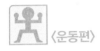 〈운동편〉

'아디포넥틴'을 늘리려면 운동도 필요하다

지방연소 효과가 있는 아디포넥틴을 늘리려면 내장지방을 줄여야 한다는 것은 이미 설명했지만, 여기에는 식사 관리만이 아니라 운동도 중요하다.

비만 남성에게 10주간에 걸쳐 1주에 4~5일, 40분간 유산소운동을 하게 한 실험이 있다. 그 결과, 첫째 주에 아디포넥틴 분비가 2.6배나 상승했으며, 10주 후에도 높은 수치를 유지하고 있음을 알게 됐다. 운동에는 아디포넥틴을 늘리는 효과가 있다. 그렇다고 해서 힘들고 어려운 운동을 할 필요는 없다.

중요한 것은 오랫동안 계속할 수 있느냐 하는 점이다. 습관화시키는 것이 가장 중요하므로 즐겁게 할 수 있는 운

[운동으로 늘어나는 아디포넥틴]

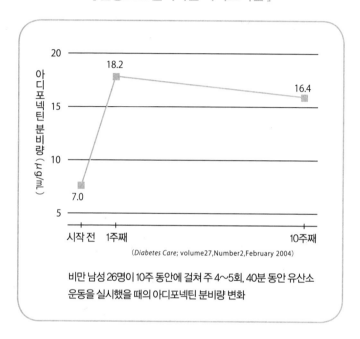

(*Diabetes Care*; volume27,Number2,February 2004)

비만 남성 26명이 10주 동안에 걸쳐 주 4~5회, 40분 동안 유산소
운동을 실시했을 때의 아디포넥틴 분비량 변화

동, 일상생활 속에서 무리하지 않고 할 수 있는 운동을 선
택하는 것이 좋다.

건강한 방법으로 체력을 만들기 위해 운동은 빼놓을 수

없다. 몸을 유지하기 위한 기초대사만으로도 어느 정도의 에너지가 소비되기는 하지만, 근육은 운동으로 단련하지 않을 경우 연간 약 1% 비율로 감소되어 버린다.

또한 운동은 교감신경을 자극하기 때문에 자율신경 밸런스를 맞출 수 있으며, 베타엔돌핀이나 도파민, 세로토닌 같은 신경전달물질과 호르몬이 정상적으로 분비되어 정신적인 안정을 취할 수 있게 해 준다.

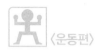 〈운동편〉

유산소운동으로 지방을 연소시켜 아디포넥틴 분비를 늘린다

　지방 연소에 '유산소운동'이 좋다는 것은 이미 잘 알려진 사실이다. 유산소운동의 종류에는 워킹, 조깅, 수영, 사이클링, 에어로바이크, 스테퍼 등 여러 가지가 있지만, 숨이 너무 가쁘지 않으면서 대화가 가능한 정도 수준으로 일정 시간 계속하는 게 중요하다.

　운동을 시작하면 우선 혈액 속의 포도당부터 소비된다. 운동을 시작하고 나서 조금 시간이 지나면, 이번에는 혈액 속의 중성지방이나 콜레스테롤을 에너지로 사용하게 된다.

　흔히 '유산소운동은 20분 이상 계속해야 효과가 있다'라는 말을 하는데, 지방 소비가 시작될 때까지는 시간이 조금 걸리기 때문이다. 하지만 비록 짧은 시간이라 하더라도 당은 소비가 되므로 시간이 짧다고 해서 효과가 아주 없는 것은 아니다. 또한 활성산소에 대한 작용도 놓칠 수 없는 부분이다. 운동하면서 숨을 멈추어 몸에 부하를 가하는 무산소운동을 하면 활성산소가 늘어나지만, 유산소운동을 하면 활성산소를 줄이는 데 도움이 된다.

유산소운동을 계속하다 보면 심폐 기능이 향상되고, 혈액의 흐름이 좋아져 대량의 산소를 체내에 받아들일 수 있게 된다. 그렇게 되면 몸 속 세세한 부분까지 산소와 영양이 도달할 수 있게 되어 젊음을 유지할 수 있게 되는 것이다.

가벼운 운동이라면 그렇게까지 강한 부담을 주지 않기 때문에 피로물질인 젖산이 많이 쌓이는 일은 없다.

'바빠서 시간이 없다'는 사람도 있는데 출퇴근시간이나 아주 짧은 동안의 이동, 집안 일 등 몸을 움직이는 행위 모두가 운동인 것이다. 아주 짧은 시간이라 하더라도 몸을 움직이는 습관을 기르자.

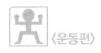 〈운동편〉

워킹은 되도록 빠른 걸음으로 하는 것이 비결

　가장 실천에 옮기기 쉬운 운동은 뭐니뭐니 해도 걷는 것이다. '워킹'은 반드시 습관화시키는 것이 좋다. 걷기 쉬운 복장과 신발만 준비하면 그 외에 특별한 준비는 필요 없다. 혈액 속의 당이나 지방을 적당히 소비하려면 식후 20~40분 정도 걷는 것이 좋다.

　또한 아침 시간대에 운동을 하면 신진대사의 최저 수준을 훨씬 끌어올릴 수 있다. 체온은 자고 있는 동안이 가장 낮고, 일어나서 활동을 시작하면 조금씩 올라, 오후에 가장 높아진다. 아침 운동을 습관화하면 기초대사를 높일 수 있어서 하루의 에너지 대사 효율이 높아진다.

　운동 효과를 높이기 위해서는 약간 빠른 걸음으로 걷는

[걸을 때의 올바른 자세]

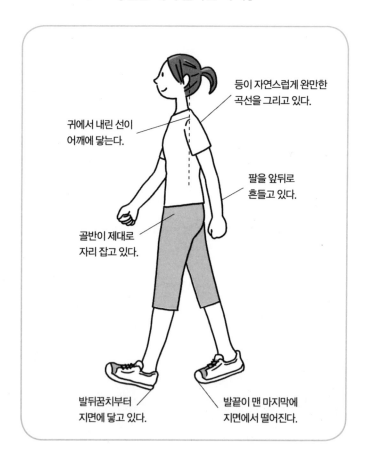

등이 자연스럽게 완만한
곡선을 그리고 있다.

귀에서 내린 선이
어깨에 닿는다.

팔을 앞뒤로
흔들고 있다.

골반이 제대로
자리 잡고 있다.

발뒤꿈치부터
지면에 닿고 있다.

발끝이 맨 마지막에
지면에서 떨어진다.

것이 좋다.

체중 이동이 자연스럽게 이루어지고 리듬감 있게 걷기 위해서는 올바른 자세를 의식하면서 걸어야 한다. 무릎이나 허리에 문제가 있는 사람은 무리하지 말고 할 수 있는 범위 안에서 움직이도록 한다.

발뒤꿈치가 먼저 땅에 닿게 하고, 다음으로 발바닥, 맨 나중에 발끝의 순서로 무게중심을 이동시킨 다음 땅에서 발을 뗀다. 다리 전체를 모두 사용하는 방법으로 장딴지에 힘이 전해지면 하반신의 혈행이 개선되고, 나아가 혈행 촉진으로 이어진다.

가족, 친구와 대화를 하면서 걷는 정도로도 충분하지만, 체력이나 근력이 허락할 경우 조금씩 운동 강도를 높여 나가면 체력이 더욱 좋아진다.

처음에는 20분 동안 걷는 것부터 시작해서 조금씩 시간을 늘려가며 몇 킬로까지, 또는 어느 지점까지 하는 식으로 목표를 설정하는 것도 좋다. 운동량을 어느 정도로 설정할 것인가는 심박 수를 기준으로 삼아서 정해도 좋을 것이다. 몸의 상태를 파악해 가면서 운동 강도를 조절할 수 있다.

심박 수란 1분 동안의 심장 박동 회수를 말한다. 시작하기 전에 심박 수를 재고, 워킹 도중에 5분 간격으로, 그리고 종료 후 심박 수를 잰다. 심박계가 없어도 시계만 있으면 잴 수 있다.

목표 심박 수는 운동의 목표치를 측정하기 위한 것으로써, 일반적으로는 '{(최대 심박 수−안정된 상태의 심박 수)×0.7}+안정된 상태의 심박 수'로 구할 수 있다.

하지만 계산이 복잡할 뿐만 아니라, 최대 심박 수를 알기 위해 너무 부담을 주는 운동을 해서 심장에 부담을 주는 것은 바람직하지 않다.

그러므로 참고가 되는 수치로 '마페톤 공식'을 활용하도록 하자. 180에서 나이를 뺀 수치가 목표 심박 수의 기준이다.

운동할 때는 심박 수가 지나치게 올라가지 않도록 유의

목표 심박 수의 기준(마페톤 공식)

목표 심박 수	=	180	−	자기 나이

정기적으로 운동을 시작한지 얼마 되지 않는 사람은 목표 심박 수−5, 이미 운동 습관이 있는 사람은 목표 심박 수+5를 기준으로 한다.

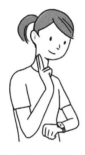

심박 수를 측정하는 간단한 방법

목의 동맥에 둘째손가락과 가운데 손가락을 대고 시계를 보면서 1분 동안의 맥박 수를 샌다. 물론 손목을 사용해도 상관없다. 또, 10초 동안 잰 수치에 6을 곱하는 방법으로도 구할 수 있다.

한다. 심박 수가 지나치게 올라가면 조금 쉬면서 목표 심박 수를 유지할 수 있도록 조절해야 한다.

걸으면 땀이 난다. 탈수증 예방을 위해서 수분 공급도 잊어서는 안 된다.

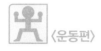 〈운동편〉

운동 효과를 높이는 여러 가지 워킹 방법

일반적인 스타일의 워킹을 제대로 할 수 있게 되었다면, '천천히 걷기'와 '빠르게 걷기'를 반복하는 '인터벌 속보'에 도전해 보자.

속도를 교대로 바꿔 가면서 걸으면 심박 수가 올라갔다 내려가기를 반복하기 때문에, 심폐 기능을 높여주는 효과가 있다.

이 방식의 창시자는 옛 체코슬로바키아의 육상 장거리 선수였던 에밀 자토펙 씨로, 1952년 헬싱키 올림픽에서 5,000m, 10,000m, 그리고 마라톤에서 모두 금메달을 딴 육상 영웅이다.

자토펙 씨의 트레이닝 방법을 응용한 것이 인터벌 트레

이닝인데, 이는 시간을 정해서 걷는 속도를 바꿔가며 걷는 방법이다.

우선, 워밍업을 겸해 3분 동안 천천히 걷고 다음에는 빠른 걸음으로 3분 동안 걷는다.

'천천히 걷기 3분'과 '빠르게 걷기 3분'을 1세트로 해서 이것을 5회 반복하면 합계 30분이 된다. 이것을 하루에 한 번 하는 것이 목표이다. 마지막에는 쿨 다운을 위해 조금 천천히 걷는다.

여기에서도 중요한 것은 심박 수를 재면서 실시한다는 것이다. 심박 수가 너무 올라가면 잠깐 쉬고, 목표 심박 수에 도달하지 못했다면 속도를 조금 높여 보도록 한다.

워킹 방법에는 여러 가지가 있는데, 그 중에는 스키용 스틱을 쥐고 걷는 '노르딕 워킹'이라는 것도 있다. 무릎에 주는 부담이 적기 때문에 나도 실천하고 있다. 계절에 따라 워킹 코스를 바꾸면 기분 전환도 되고 싫증나는 일도 없을 것이다.

운동 효과를 높이기 위해서는 높은 계단이나 육교, 언덕 길을 코스에 넣는 것도 좋다. 특히 언덕은 '슬로핑'이라고 해서 언덕길을 걷는 트레이닝도 된다. 경주마에게 훈련을 시킬 때도 언덕길을 달리게 하는데, 평지를 달릴 때보다 2~3배의 운동 강도가 생긴다.

언덕길을 걸을 때는 평지를 걸을 때와는 다른 근육을 사용하기 때문에, 속도에 신경을 쓰지 않아도 된다. 뒷걸음으로 올라갔다 내려갔다 하는 방법도 있는데, 한 번 해 보면 평소와는 다른 근육을 사용하고 있음을 알게 될 것이다.

다양한 워킹에 대해 소개했지만 평소에 자주 걷는 것이 가장 좋다. 100세를 넘긴 지금까지도 현역으로 활약하고 있는 성 루카 국제 병원의 히노하라 시게아키 교수도 걸어서 계단을 오르는 것을 습관으로 삼고 있다.

목적지에서 한 정거장 먼저 내려 걷기, 엘리베이터 사용하지 않기, 의식적으로 보폭을 크게 해 걷기 등 연구하기에 따라 운동 시간을 늘리는 것도 가능하다.

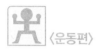〈운동편〉

손쉬운 '익센트릭 운동'으로 무리하지 않고 할 수 있는 근육 트레이닝 방법

언덕길을 오르내릴 때 사용하는 근육은 평상시 사용하는 근육과는 다르다고 소개했는데, 근육에는 두 가지 종류가 있다. 재빠르게 움직일 수 있으면서 강한 힘을 발휘하는 '속근(백근)'과 느린 움직임으로 오랜 동안 사용해도 잘 피로해 지지 않는 '지근(적근)'이 그것이다.

사람의 몸은 정말 잘 만들어져 있어서, 몸의 여러 장소에서 이 두 종류의 근육이 제대로 기능하며 움직임을 만들어내고 있다.

운동을 했을 때 근육통이 일어나기 쉽고, 운동하지 않으면 쇠퇴해지기 쉬운 것은 속근이다. 여기에서는 속근을 집중적으로 단련시키기 위한 '익센트릭 운동'을 소개해 보기로 한다.

이 트레이닝은 내려가기, 앉기 그리고 내려놓기 같은 동작으로 속근을 단련시키는 운동이다. 원래 근육을 단련시키기 위해서는 100m 달리기, 높이뛰기, 무거운 라벨 들기 같은 순간적으로 큰 힘을 사용하는 운동이 필요하다. 그러나 이렇게 격렬한 운동을 하지 않더라도 브레이크를 걸면서 천천히 내려놓는 익센트릭 운동으로 속근을 단련시킬 수 있다.

중장년층, 또는 노인분들도 근육을 단련하는 트레이닝은 반드시 해야 하는 운동이다. 나이가 듦에 따라 근육이 쇠퇴해져 버리는 '사르코페니아'도 예방할 수 있을 뿐 아니라 근육을 단련시킴으로써 성장 호르몬 분비를 촉진시키고 기초대사량을 늘어나게 하기 때문에 비만 방지로도 이어질 수 있다.

조심해야 할 것은 운동 도중에 숨을 멈춰서는 안 된다는 것이다. 그러나 도중에 근육통이 일어난다면 쉬어도 된다.

다음에 소개하는 운동은 몸 안에서도 비교적 큰 근육인 허벅지를 단련하는 스쾃 운동이다. 앉기만 하면 되는 운동이므로 실천하기 쉽다. 1주일에 1~2일이라도 꼭 실천해 보자.

[허벅지를 단련시키는 익센트릭 운동]

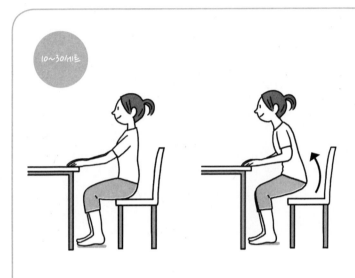

① 의자에 걸터앉아 두 손을 책상에 놓는다.

등받이에 등을 붙이지 않도록 하고, 의자에 앉아 두 손을 책상에 놓는다.

② 책상을 보조로 삼아 일어선다.

책상에 놓은 손을 보조로 삼아 일어선다.

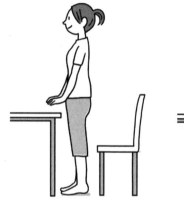

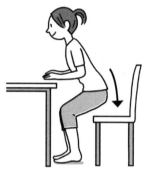

③ **책상에서 손을 뗀다.**

책상에 놓았던 두 손을 뗀다.

④ **두 손의 도움 없이 천천히 의자에 걸터앉는다.**

책상에서 두 손을 뗀 채로 천천히 체중을 조절하면서 걸터앉는다. (1세트)

미우라 유이치로 씨의 아들인 미우라 고타 씨는 '내려갈 때는 올라갈 때보다 체중 이동의 밸런스를 더 잘 잡아야 하기 때문에 브레이크를 걸면서(조금씩 멈추어 가면서) 근육에 부담을 주는 동작이 된다.'고 말한 바 있다.

　　따라서 이렇게 내려가는 동작을 운동에 추가하면 운동 효과가 매우 높아진다. 구체적인 트레이닝 방법으로 계단을 뒷걸음으로 내려가는 '계단 내려가기'가 있다. 안전이 최우선이므로 계단 손잡이가 있는 곳에서 실시해야 한다.

　　익센트릭 운동의 운동 효과에 대해서는 오스트리아의 드렉셀 박사도 '산을 오를 때보다 산을 내려갈 때 당대사가 촉진된다'고 발표한 바 있다. 그 외에도 여러 연구를 통해 '속근을 단련시키는 익센트릭 운동은 신진대사나 지질 대사 측면에서도 운동 효과가 높다'는 것이 밝혀졌다.

　　꼭 일상생활 속에서 실천해 보자. 단, 근육통을 일으키기 쉬운 운동이므로 매일 하지 말고 1주일에 2~3회를 기준으로 하는 것이 바람직하다.

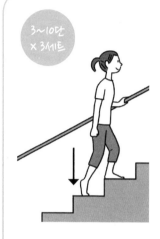

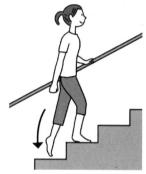

3~10단
× 3세트

**① 뒷걸음으로 오른쪽
발끝부터 아래 계단으로
내려간다.**

계단 위에 서서 뒷걸음으로
오른쪽 발끝을 한 계단 아래에
놓는다. 그대로 천천히
뒤꿈치를 내린다.

**② 이어서 왼쪽 발끝에서부터
두 번째 계단으로 내려간다.**

왼쪽 다리를 내려 발끝으로 한
계단 아래로 내려가 천천히
발뒤꿈치를 대고, 마지막
계단에서는 두 발을 나란히
착지한다.

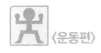

〈운동편〉

체조나 아웃도어 스포츠로 몸을 재충전한다

그 밖에 일상생활에서 실천하기 쉬운 운동을 소개해 보기로 한다.

어린 시절 여름방학이면 이른 아침에 '라디오체조'를 하던 경험이 있는 사람도 많을 것이다.

라디오체조는 '국민의 체력 향상과 건강 유지, 증진'을 목적으로 한 체조로서 시행되었다.

음악을 들으면 조건반사적이라고 할 만큼 자연스럽게 몸이 절로 움직인다는 사람들도 적지 않다. 누구나 할 수 있는데다 온몸을 빠짐없이 자극하도록 고안된 체조다.

라디오 체조는 1~13번까지의 체조로 나뉘어져 있다. 1번부터 3번은 팔과 다리를 사용한 온몸 근육 자극, 4번은 몸통 운동, 5번부터 10번은 몸의 유연성을 높이는 운동, 11번부터 13번은 근육을 풀어주고 호흡을 가다듬어 주는 운동으로 끝난다.

라디오체조는 일련의 운동을 통해 유산소운동, 근육 트레이닝, 스트레칭, 밸런스운동 등 온몸을 구석구석 빠짐없이 자극하여 종합적인 운동 효과를 얻을 수 있기 때문에 요즘 들어 그 장점이 다시 부각되고 있다.

시간도 3분 정도로 짧아 운동습관이 없는 사람이 시작하기에는 안성맞춤이라고 할 수 있다.

또한 계절에 따라 가벼운 하이킹이나 트레킹을 하면서 자연 속을 걷거나 아웃도어에서 지내는 것도 추천한다.

'삼림욕'이라는 단어가 있듯이 삼림에서는 '피톤치드'라는 특유의 성분이 발산되는데, 특히 소나무나 편백나무 같은 침엽수에서 더 많이 발산된다는 사실이 판명되었다.

삼림욕을 통한 재충전과 치유 효과는 과학적으로도 이

미 증명된 바 있다. 뇌의 활성화에도 좋다고 한다.

자연 속에는 '1/f의 진동'이라는 특유의 리듬이 있다. 마음이 차분하게 가라앉는 릴렉스 모드(진정 상태)일 때 나오는 뇌파가 '알파파'로 바뀐다는 사실도 알려져 있다.

자연 속에서 캠핑이나 바비큐를 즐긴다거나, 그림을 그린다거나, 사진을 찍는 등 좋아하는 일을 하며 지내다 보면 부교감신경이 우위에 서게 된다. 부교감신경은 혈관을 확장시켜 혈액의 흐름을 촉진하므로 아디포넥틴 효과를 더욱 높여 준다.

운동은 교감신경을 우위에 서게 만들지만 이렇게 부교감신경이 우위에 서는 시간도 매우 중요하다. 무슨 일이건 극단적으로 강행하면 그에 따른 반발이 생기기 마련이고, 무리한 실천은 오래 가지 않는 법이다.

완급 조절을 하여 즐기면서 조화롭게 운동을 하는 것은 운동을 지속하기 위한 포인트가 된다.

[자연 속에서 몸을 움직인다]

추천할 만한
아웃도어 **스포츠**
하이킹, 트레킹,
등산, 낚시

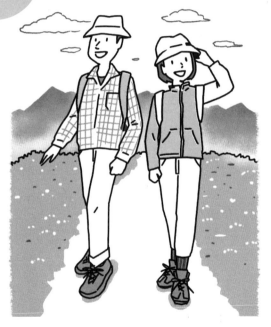

하이킹이나 트레킹을 위해 야외로 나가면 더 많이 걸을 수 있고 상쾌한
자연에 둘러싸여 기분도 재충전된다.

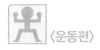 〈운동편〉

사이클링이나 훌라춤 같은 운동을
즐기면서 지속적으로 한다

요즘은 자전거로 출퇴근하는 사람도 늘어나는 추세다.

헬스장에서 타는 자전거도 마찬가지지만 사이클링은 허벅지 근육을 사용하기 때문에 운동 효과가 높은 운동이다.

걷는 것보다 무릎에 부담이 덜 가는 것도 장점이며 바람을 느끼면서 달리는 상쾌한 기분도 뇌를 활성화시키는 포인트가 된다. 단, 안전에 충분한 주의를 기울여야 한다.

또, 훌라춤이나 태극권 같은 동작도 권할 만한 운동이다. 움직임이 느리지만 이 느릿한 움직임이 근육에 주는 효과가 더 크고 효과가 있다. 지속적으로 하는 사이 축축하게

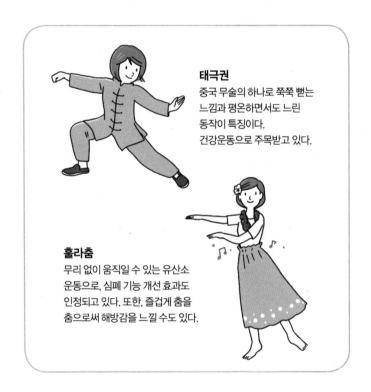

태극권
중국 무술의 하나로 쭉쭉 뻗는
느낌과 평온하면서도 느린
동작이 특징이다.
건강운동으로 주목받고 있다.

훌라춤
무리 없이 움직일 수 있는 유산소
운동으로, 심폐 기능 개선 효과도
인정되고 있다. 또한, 즐겁게 춤을
춤으로써 해방감을 느낄 수도 있다.

땀이 배나오는 것을 체험하게 될 것이다. 몸의 내부에 있는
근육을 단련시키는 방법으로서도 주목받고 있다.

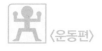 〈운동편〉

호흡을 의식하는 것만으로도 운동효과가 높아진다

　운동을 할 때 한 가지를 더 추가함으로써 대사효과를 높이는 방법이 있다.

　예를 들어 운동 전에 블랙커피를 마시면 커피에 들어 있는 카페인이 중추 신경을 자극해서 '카테콜아민'이라는 물질을 분비한다. 지방을 에너지로 소비하기 쉽게 만들어 운동효과를 높일 수 있을 뿐 아니라 교감신경을 활성화시켜 피로회복 효과가 발휘된다는 연구 결과도 나와 있다.

　운동을 할 때는 '무산소 상태'에 빠지지 않도록 호흡을 계속하는 것이 포인트다. 그리고 의식적으로 '복식호흡'을

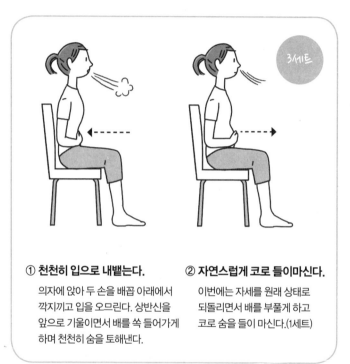

① 천천히 입으로 내뱉는다.

의자에 앉아 두 손을 배꼽 아래에서
깍지끼고 입을 오므린다. 상반신을
앞으로 기울이면서 배를 쏙 들어가게
하며 천천히 숨을 토해낸다.

② 자연스럽게 코로 들이마신다.

이번에는 자세를 원래 상태로
되돌리면서 배를 부풀게 하고
코로 숨을 들이 마신다.(1세트)

하면 부교감신경을 우위에 세울 수 있다. 그렇게 하면 혈액

의 흐름이 좋아지며 혈액을 타고 영양소도 몸 구석구석까

지 도달하게 되어 여러 가지 혈관 계통 질환 예방으로도 이어질 수 있게 된다.

호흡은 운동을 할 때뿐만 아니라 안정 시에도 의식적으로 하는 것이 좋다.

'복식호흡'과 '흉식호흡' 중 복식호흡이 대사를 촉진한다는 것은 알려져 있는 사실이다. 복식으로 심호흡을 하면 복압이 증가되므로 횡격막이 자극되어 몸의 깊은 부분에 있는 내부근육의 강화로 이어지게 된다.

또한 호흡법 중 하나로 '역 복식호흡'이라는 방법도 있다. 이것은 숨을 들이마실 때 배를 쏙 들어가게 하고 내쉴 때 부풀게 만드는 방법인데, 복압이 보다 더 강화되기 때문에 내장혈액순환이 개선된다고 한다.

평소부터 의식하지 않으면 호흡은 얕아지기 쉽다. 일하는 사이사이에 의식적으로 심호흡을 하면 심신이 모두 안정될 수 있고, 대사도 활성화되므로 꼭 실천해 보기 바란다.

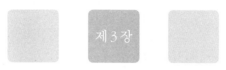

제 3 장

'아디포넥틴'으로 생활습관병을
예방·개선할 수 있는 이유

상처받기 쉬운 혈관을 회복시켜 '동맥경화'를 방지한다

여기에서는 몇 가지 생활습관병에 대하여 여러 가지 효과를 기대할 수 있는 아디포넥틴의 기능에 대해 소개해 보기로 하겠다.

동맥경화란?

제1장에서도 소개한 바 있지만 뭐니뭐니 해도 아디포넥틴 작용에서 가장 주목을 받는 것은 동맥경화에 대한 작용이다.

동맥경화란 몸 구석구석까지 영양과 산소를 전달해야

하는 혈관의 노후화를 말한다. 누구나 나이가 들면 어느 정도는 진행되는 법이지만 과식, 과음, 운동 부족 등 좋지 못한 생활습관은 이 진행을 더욱 재촉하게 된다.

혈관을 엉망으로 만드는 첫 번째 원인, 그것은 바로 과잉 섭취한 당과 지방이다.

혈관 속에 넘치는 당과 지질이 혈관 벽에 상처를 입히고, LDL콜레스테롤이 이러한 혈관 내피세포의 상처에 침입한다. 이 LDL콜레스테롤이 활성산소에 의해 산화되면, 백혈구의 일종인 매크로파지(대식세포)가 작용하고, 다시 포말세포로 변화되어 혈관 내벽에 부착된다.

상처에 혈소판이 응고되어 내막이 더 두꺼워지면서 혈액 흐름이 나빠져 '고혈압'을 불러일으키는 것이다. 동시에 혈관은 탄력을 잃고 딱딱해진다.

이러한 '죽상동맥경화(콜레스테롤이 죽처럼 쌓여 있는 상태)'가 심장 주변의 동맥에서 일어나면 심근경색을 일으키게 되고, 뇌에서 일어나면 뇌경색을 일으키게 된다. 특히

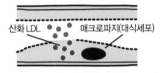

산화 LDL   매크로파지(대식세포)

혈관에 상처가 나, 그 틈새를
통해 콜레스테롤이 혈관 내막
아래로 침투하면 콜레스테롤이
산화된 산화 LDL로
바뀌면서 면역 시스템인
매크로파지 (대식세포)가
작용하기 시작한다.

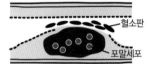

혈소판

포말세포

매크로파지가 포말 세포로
바뀌어 혈관 내벽에 부착,
내피세포를 파괴해서 혈관
내부를 좁아지게 만든다.
상처가 난 부분을 복구하기 위해
혈소판이 응고되면서 내막은
더 두꺼워진다.

뇌에 일정 기간 혈액이 도달하지 못하면 목숨을 건진다고
해도 장애나 후유증이 남게 되는 경우가 있다.

그리고 탄력을 잃은 혈관이 갑자기 터져서 뇌출혈이나
지주막하출혈을 일으키는 일도 있다. 이것은 굉장히 위험
하며 일단 발생하면 돌이킬 수 없는 결과를 빚고 만다.

이러한 동맥경화는 나날이 진행되지만 고혈압이나 당뇨

병과 마찬가지로 자각증상이 없다. 그래서 '침묵의 살인자'라고 불리기도 하는데 그야말로 발소리를 죽이고 다가오는 무서운 상대이다. 이런 것으로부터 자기 몸을 지키려면 평소부터 예방에 힘쓰는 수밖에 없다.

'아디포넥틴'이 동맥경화를 방지하는 이유

아디포넥틴에 의한 혈관회복 작용은 동맥경화에 대한 최고의 방어책이다. 아디포넥틴이 제대로 분비되기만 하면 혈관 속의 상처를 낫게 해서 LDL콜레스테롤이 파고들 틈을 주지 않는다.

또 아디포넥틴에는 콜레스테롤 그 자체를 줄이는 작용과 더불어 혈관확장 작용도 있기 때문에 고혈압을 미연에 방지하는 수단이 되기도 한다.

이러한 여러 가지 작용을 통해 혈관을 지키고 비상사태를 막는 든든한 아군이 되어주는 것이다.

요즘 들어 동맥경화와 만성 염증과의 연관성이 주목을 받고 있다. 염증 자체를 확인하는 방법은 여러 가지가 있는데, 염증 정도를 확인할 수 있는 C반응성 단백인 'CRP'에 착안하면 조기에 발견할 수 있음을 알게 되었다.

그 중에서도 '고감도 CRP 검사'에서는 혈액 속에 있는 극소량의 CRP만으로도 감지해 낼 수 있기 때문에 동맥경화에 의한 심근경색 위험성을 체크할 수 있다.

*역주
CRP 검사란? CRP는 C-Reactive Protein의 약자로 감염·자가면역 질환 등 각종 염증성 질환의 염증 정도를 평가하기 위해 시행하는 검사로 심혈관계 질환이나 동맥경화, 당뇨 등의 위험도 측정을 알아낼 수 있다.

인슐린의 작용을 도와 '당뇨병'을 막는다

당뇨병이란?

당뇨병 환자 수는 증가일로를 걷고 있다. 이른바 당뇨병의 위험이 있는 사람들까지 포함한다면 전 국민의 10명 중 3명에 이른다는 조사보고서도 있다.

당뇨병은 발병 원인 차이에 따라 제1형과 제2형, 그리고 기타 요인에 의한 것으로 나뉜다.

제1형은 자기면역 이상이 원인이 되어 인슐린이 분비되지 못하게 되는 것을 말하며, 제2형은 과식이나 운동부족 같은 생활습관에 의해 일어나는 것으로 전체 당뇨병 환자의 90% 이상을 차지한다.

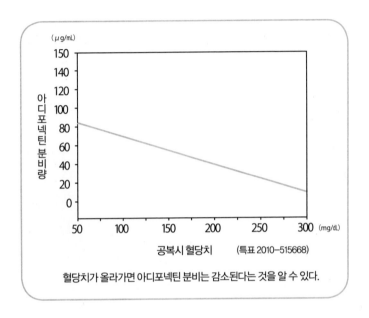

혈당치가 올라가면 아디포넥틴 분비는 감소된다는 것을 알 수 있다.

이 질병의 특징은 혈액 속에 당이 너무 많아져서 혈당치
를 낮추는 역할을 하는 인슐린이 미처 대처하지 못하게 된
다. 그 결과, 만성적으로 넘치는 당이 각종 혈관을 좀먹게
되고 눈의 망막증이나 신장병, 신경 장애, 다리의 괴사 같

은 합병증을 일으키게 된다.

당뇨병 진단은 공복 시의 혈당치, 포도당 부하 2시간 후의 혈당치, 수시 혈당치, HbA1C(*헤모글로빈 A1C : 과거 2개월 이내의 평균 혈당치) 등의 수치를 근거로 내리게 된다.

초기 단계에서는 식사요법이나 운동요법이 중심이며, 증상에 따라 '인슐린 분비를 촉진시키거나', '인슐린의 효과를 높이거나', '식후 고혈당을 억제하는' 등의 약을 함께 사용한다.

병에 대한 이해를 깊게 하고 생활습관을 올바르게 개선하기 위해 '교육 입원'이라는 방법을 쓰는 경우도 있다.

작년에는 일본 당뇨병 학회 연례 모임에서 'HbA1C를 7% 미만으로 유지하자'는 선언이 발표되었다.

이 7%라는 수치는, 당뇨병이기는 하지만 대부분의 경우에 합병증 발병까지는 이르지 않았고 아직 개선할 만한 여지가 있는 단계이다.

당뇨병은 낫지 않는다는 생각이 지배적이지만 당뇨병이

라는 것을 깨달은 시점에서부터라도 식사, 운동에 충분한 주의를 기울인다면, 합병증 발병을 저지한 상태로 살아갈 수 있는 병이다.

그러므로 건강진단에서 고혈당이라는 지적을 받았다면 빨리 생활 습관을 개선하도록 한다.

아디포넥틴이 당뇨병을 방지하는 이유

아디포넥틴의 특징 중 하나로 인슐린 기능을 도와주는 작용이 있다. 일본인은 '인슐린 분비가 다소 적은' 사람이 많아 당뇨병에 걸리기 쉽다.

제2장에서 소개했듯이 식사와 운동을 통해 생활을 개선하여 아디포넥틴 혈중 농도를 늘려 줌으로써 당뇨병 진행을 늦추고 멈출 수 있게 된다.

여기에서 내가 권하고 싶은 것은 당 수치에 좌우되지 않는 체질로 개선해 나가자는 것이다. 당은 굶주림으로 고통

받아 온 우리 인간들이 갈구해 왔던 중요한 에너지원이긴 하지만, 그럼에도 불구하고 중독성을 불러일으키는 '양날의 칼'이기도 하다.

당에만 의존하지 말고 우리들이 원래부터 지니고 있던 케톤체를 에너지로 삼는 생활로 전환함으로써 쾌적함과 건강을 손에 넣을 수 있게 된다.

당뇨병 치료에 관해서는 이미 미국 등지에서 사용되기 시작한 'SGLT 2 억제제'라는 소변을 통해 당을 배설시키는 신약이 일본에도 등장할 전망이며 아디포넥틴 수용체 연구를 통한 당뇨병 신약 탄생 가능성도 기대되고 있다.(156쪽 참조)

지방을 연소시켜 '지질이상'을 예방하고 개선한다

'지질이상'이란?

지질이상이란 혈액 속에 중성지방이나 콜레스테롤의 양이 많은 것을 가리킨다.

식사로 섭취한 에너지 가운데 당장 사용되지 않는 것은 '중성지방'으로 간에 축적되는데 이것이 지나치게 늘어나는 상태가 '지방간'이다. 통상 5% 정도는 누구에게나 있는 것이지만 이것이 일정 수준 이상으로 늘어나면 그야말로 프랑스 요리의 푸아그라 상태가 되어 원래 보관되어야 하는 당이 간에 머물러 있지 못하고 혈액 속으로 넘쳐흘러 들어

가게 되고 만다. 체내에 있는 지질에는 '중성지방', '유리지방산', '콜레스테롤', '인지질'의 4종류가 있다.

피하지방, 내장지방이라는 명칭은 지방이 붙어 있는 장소를 나타내는 것이고, 실제로는 이것이 '중성지방'이다. 건강검진 수치에는 '중성지방'이라고 표기되어 있다.

'유리지방산'은 중성지방이 리파아제라는 효소로 분해된 것으로서 이것이 우리들의 에너지가 된다.

또 '콜레스테롤'은 몸의 세포막이나 담즙산, 부신피질 호르몬, 성 호르몬 등의 재료가 되며, '인지질' 역시 세포막과 체내에서 중요한 기능을 하는 큰 역할을 담당하고 있다.

이처럼 체내의 '지방'에는 각각의 역할이 있는데, 원래는 인간이 굶주림을 견뎌 살아남고, 추위를 버텨내기 위해 몸에 쌓아 두었던 '생존을 위한 비축'이었던 셈이다.

하지만 현대는 풍요로움이 넘쳐나는 포식의 시대여서 이런 비축이 지나쳐 우리의 발목을 잡고, 때로는 우리의 목을 조를 정도의 위험요인이 되어버렸다.

특히 콜레스테롤은 오랫동안 악당 취급을 받아왔지만 요즘 들어 겨우 몸에 필요한 역할도 하고 있음이 알려지게 되어 몸에 좋은 HDL콜레스테롤과 나쁜 LDL콜레스테롤이 존재한다는 사실과 이 둘의 비율인 LH비가 중요하다는 것 등이 알려지게 되었다.

문제는, 나쁜 LDL콜레스테롤이 늘어날 경우 동맥경화로 이어진다는 점이다. 또한 중성지방이 지나치게 늘어나면 몸에 좋은 콜레스테롤은 줄어들고 나쁜 콜레스테롤이 늘어나기 쉬워진다.

이 둘을 구분하고 있기는 하지만 성분은 완전히 동일하다. 나쁜 콜레스테롤은 간에서 몸 구석구석으로 운반되어 체내에 축적되면 동맥경화의 원인이 되기 때문에 유해하다고 여겨지는데 반해, 혈관 벽에 들러붙은 나쁜 콜레스테롤을 회수하여 온몸에서 간으로 되돌아오는 것을 몸에 좋은 콜레스테롤이라고 부르는 것이다.

나쁜 LDL 콜레스테롤과 몸에 좋은 HDL 콜레스테롤의 비율을 조사해 보면 체내에서 간으로 되돌아오는 양보다 간에서 각 부분으로 보내지는 양이 많을 경우 혈관에 위험을 주는 기준이 된다는 것을 알 수 있다.

LH비는 LDL콜레스테롤÷HDL콜레스테롤이라는 계산으로 산출된다. 2.0 이상이면 콜레스테롤의 축적이 늘어나 동맥경화가 의심되는 상태이다.

1.5 이하로 유지하는 것이 바람직한데, 그렇게 하기 위해서는 콜레스테롤 합성을 막고 지금 존재하는 LDL콜레스테롤을 줄여 주는 것이 중요하다.

아디포넥틴이 지질 이상을 방지하는 이유

아디포넥틴은 혈관의 청소부로서, 콜레스테롤을 제거하는 작용이 있기 때문에 지질 이상의 예방 및 개선에 효과가 있다.

또, LDL콜레스테롤을 줄여 주는 식품으로는 대두단백

질, 해조류, 버섯류, 콩, 뿌리채소류, 생선(불포화지방산인 EPA, DHA) 등이 거론되는데, 제2장에서 소개했던 아디포넥틴을 늘려 주는 식품과 겹친다는 것을 알 수 있다.

특히 EPA, DHA에는 슈퍼 악당이라 불리는 소형 LDL 콜레스테롤을 줄여 주는 효과도 있으므로 반드시 적극적으로 섭취하는 것이 좋다.

'내장지방' 축적을 막아 대사증후군이
되지 않게 한다

대사증후군이란?

　내장지방은 글자 그대로 내장 사이에 쌓인 지방을 말한다. 이것을 줄이지 않으면 아디포넥틴이 정상적으로 분비되지 않기 때문에, 이 책에서는 몇 번이고 내장지방을 줄이는 일의 중요성을 강조하고 있다.

　내장지방은 붙기도 쉽지만 비교적 없애기도 쉽다. 그것은 내장지방이 피하지방보다 분해와 합성이 활발하게 반복되기 때문이며, 식사를 통해 당질을 줄여준다거나, 적당한 유산소운동을 지속적으로 하도록 신경을 쓰면 피하지방에 비해 빨리 감소한다는 특징이 있다.

사람의 몸에는 일시적으로 내장지방을 보관해 두는 작용이 있지만, 그것이 본래의 보관 장소가 아니다. 그곳에서 내장지방이 유리지방산으로 분해되고 그것이 간으로 흘러들어가 중성지방으로 재합성된다.

이 중성지방이 늘어나는 것이 앞에서도 설명한 바 있는 '지질이상'이며, 몸에 좋은 HDL콜레스테롤이 줄어들고 나쁜 LDL콜레스테롤이 늘어나 '동맥경화'를 불러일으키는 과정을 밟게 되는 것이다.

내장지방이 많은 상태는 이러한 여러 가지 생활습관병으로 발전되기 쉬우며, 그로 인해 또 다시 위중한 병으로 이어질 위험성도 몇 배로 증가하게 된다. 이러한 사태를 방지하기 위해서는 지방세포가 비대화되는 것을 피하는 일부터 시작해야 한다.

세포는 원래 둥근 모양을 하고 있다. 하지만 지방분이 늘어나 비대화되면 좁은 곳에 조금의 틈도 없이 갇혀버린 상태가 되고, 서로 충돌하게 됨으로써 염증을 일으킨다.

여기에 매크로파지(대식세포)가 관여하여, 인슐린의 효능을 떨어뜨리는 'PAI-1', 당뇨병과 동맥경화의 위험성을 높이는 'TNF-알파' 같은 유해 아디포사이트카인을 분비시키는 사태에 빠지게 된다.

아디포넥틴이 대사증후군을 방지하는 이유

아디포넥틴에는 운동하지 않더라도 지방을 연소시키는 효과가 있다는 연구 결과가 나와 있다.

도쿄대학 대학원의 가도와키 교수 등이 아디포넥틴 수용체를 활성화하는 화합물로서 '아디포론'을 발견했다는 사실은 이미 기술한 바 있다. 이 '아디포론'은 골격근에서 아디포넥틴 수용체와 결합, 근육 속의 AMP 키나아제를 활성화시킨다. 그 다음 통상적으로 인슐린에만 반응하는 글루코스를 체내로 운반하는 작용을 하는 단백질인 GLUT4 기능을 활성화시킴으로써 포도당을 거둬들이는 작용을 한다.

즉, 인슐린 작용 없이 포도당을 거둬들이고, 그 결과 지방을 연소시키는 것이다.

또한, 아디포넥틴은 인슐린 작용 그 자체도 높여주므로 아디포넥틴이 제대로 분비된다면 이러한 대사의 구세주 정도가 아니라 수호신이라고 불러야 마땅한 존재가 되는 셈이다.

당이건 지방이건 본래는 적절한 조화를 이루어 각자의 역할을 하게끔 되어 있는 것이지 단순히 나쁜 존재인 것만은 결코 아니다.

지방이 축적되어 병적인 상태로 이어지는 순환 고리에 브레이크를 걸고 지방세포를 정상화시켜 생활습관병을 개선하는 선순환으로 되돌아간다는 것이 중요하다.

하나의 흐름을 멈추게 하려면 분기점까지 거슬러 올라가 흐름을 근본적으로 바꿔야만 의미가 있는 법이다.

각자의 생활습관병 대책으로는 아디포넥틴이 올바르게 분비되는 상태로 되돌리는 것이 하나의 목표가 되며, 아디포넥틴이 늘어나는 생활이야말로 건강을 되찾는 열쇠가 되는 것이다.

항암작용이 기대되는 아디포넥틴

암, 종양이란?

현재, 일본인 두 명 중 한 명이 암 같은 악성 신생물의 위협을 받고 있다.

몸속의 세포 수준에서는 암 같은 것을 유발하는 물질이나 암 유전자 때문에 거의 매일처럼 작은 암이 생기고 있지만 몸에 갖춰져 있는 면역 기능이나 암 억제 유전자의 활약으로 발생 및 발병이 억제되고 있는 것이다.

하지만 그런 것들이 어떤 요인으로 인해 약해져 몇 년에서 몇 십 년이 지난 다음에 발견되는 것이 암인데, 그 최초 원인을 특정하기는 어렵다.

일부 유전적 요인도 있지만 세계 최고 수준의 장수와 풍요로운 생활을 하고 있는 현대인이 전통적 생활양식을 뒤로 하고 풍요로운 생활에서 얻게 된 불안과 스트레스, 환경 파괴, 화학 물질 등으로 인해 암세포 증식이 가속화되었다고 할 수 있다. 그 때문에 '암은 생활습관병이다'라고 표현되기도 한다.

세포는 매우 정밀한 증식 시스템을 갖고 있다. 인체의 설계도를 가지고 있는 DNA를 복제하고, 증식 분열을 거듭하는 과정에서 잘못된 복제를 하지 않도록 몇 번이고 체크한다.

또한, 손상을 입은 세포를 복구할 수 없을 경우에는 세포를 죽이는 시스템이 작동되고, 따라서 이상이 발생되는 세포는 자멸하고 정상적인 세포만을 증식시켜 나가는 기능을 갖고 있다.

하지만 암세포는 어떤 요인에 의해서인지 유전자가 돌연변이를 일으켜 본래의 증식기능을 교묘하게 악용해 버린다. 다시말해 암세포 자체가 불사신 같은 존재가 되어 세포의 수를 늘리기 위해 맹렬하게 증식을 계속해 끊임없이 번식하여 주변에 전이해 나가는 것이다.

이러한 암과 아디포넥틴의 연관성을 조사한 결과, 암이 진행될수록 아디포넥틴의 혈중 농도가 낮아진다는 것이 밝혀졌다.

이른바 암의 가족력이란 체질적으로 아디포넥틴 수치가 낮은 가계家系라는 조사도 있다.

아디포넥틴이 낮은 피를 가진 사람의 가족을 조사해 보면 암이나 심근경색으로 사망한 경우가 많은데, 특히 유방암, 대장암, 전립선암이 많다는 데이터가 있다.

비만과 암의 관계를 조사한 통계도 있는데, 비만일 경우 유방암, 대장암, 식도암, 췌장암, 자궁 내막암, 전립선암 등에 걸리기 쉽다고 한다.

아디포넥틴이 암을 방지하는 이유

아디포넥틴은 좁은 의미의 생활습관병에 대한 작용뿐
아니라, 암이나 종양의 증식 그 자체를 억제하는 항암작용
을 가지고 있을 가능성에 대해서도 주목을 받고 있다.

도쿄대학 강사 기타야마 조지 강사 등이 실시한 사람의
위암세포를 이식시킨 생쥐 실험에서 건강한 사람의 혈액과
같은 농도의 아디포넥틴을 주사했더니 암 증식이 억제되었
다고 한다.

혈관에 대한 효과를 보이는 데다 현대인 특유의 비만에
대한 고민을 해소시켜 주는 아디포넥틴이 암에도 효과적이
라는 사실은, 그야말로 정의의 사도, '슈퍼 착한 호르몬'이
라고 불리는 이유가 된다.

중요한 것은 아디포넥틴의 양을 생활습관을 통해 바꿀 수 있다는 점이다.

'혈관 회복이나 지방연소 같은 것을 비롯한 아디포넥틴의 획기적 작용을 발휘하게 하기 위해서는 살을 빼야 한다', '운동을 하지 않고도 살을 빼는 작용이 있기는 하지만 운동을 하면 효과가 더 쉽게 발휘된다'는 점 등을 생각하면 아디포넥틴은 지금 우리들에게 있어서 뭔가 굉장히 많은 것을 시사하는 호르몬이라고 생각할 수 있다.

당뇨병 치료에 응용되고 있는 아디포넥틴

당뇨병 약이라고 하면 인슐린 주사를 떠올리는 사람들이 많다. 그러나 같은 당뇨병이라도 원인은 사람마다 다르다. 특히 제2형인 경우에는 진행 정도가 제각각이기 때문에 치료법은 하나만 있는 것이 아니다.

진단을 받은지 얼마 안 되는 사람이나, 당뇨병에 걸릴 위험이 있는 사람은 식사나 운동으로 혈당 상태를 조절하는 것이 치료의 첫 번째 단계다.

초기인 사람이라도 먹는 약을 병용하는 치료법이 있다. 그 사람의 상태에 따라 혈당치를 억제하기 위해서 인슐린 분비를 촉진하는 약, 또는 효과를 좋게 만드는 약, 또는 식후의 혈당 상승을 억제하는 약 등 환자 한 사람 한 사람에게

맞춘 이른바 '주문형 치료'로 상태 개선을 지향해 나간다.

아디포넥틴에는 인슐린의 기능을 좋아지게 만드는 작용도 있기 때문에, 인슐린의 효능을 높이는(저항성을 개선하는) 약으로 이미 응용되고 있다.

그러나 투여해도 그다지 효과를 얻지 못했을 경우에는 인슐린 분비를 촉진시키기 위한 'SU 당뇨약' 등과 함께 복용하는 방법도 있다.

물론 약에는 부작용도 있어서, 경우에 따라 수분이 빠져나가지 않아 몸이 붓기도 하기 때문에 심장이 좋지 않은 사람은 사용할 수 없다.

어떤 약이건 부작용이 일어날 수 있기 때문에 그 약을 사용할 수 없는 사람도 있기 마련이다. 사용하고 싶은 약을 반드시 사용할 수 있다는 보장은 없으므로 새로운 약이 등장해서 지금까지 없었던 종류의 효과를 기대할 수 있게 된다는 것은 굉장히 기쁜 일이다.

비교적 새로운 당뇨병 약으로는, 식사를 할 때 소화관에서 분비되는 '인크레틴incretin'이라는 호르몬의 작용을 도와주는 '인크레틴 관련약(DPP-4 억제제)' 등이 있다. 이것은 저혈당 상태에 빠지지 않는 약으로 주목받고 있는데 다른 약과 함께 복용할 때는 주의가 필요하다.

이런 가운데, 제1장에서 이미 소개한 바 있듯이 '아디포넥틴 수용체'와 아디포넥틴 작용을 증강하는 화합물 '아디포론'을 발견한 도쿄대학 대학원의 가도와키 다카시 교수 팀이 이러한 연구에 매진하고 있다.

이 아디포넥틴 수용체는 몸의 골격근이나 간 등에 있으며 AMP 키나아제나 PPAR 알파 같은 효소를 활성화시킬 수 있다는 점이나, 이 수용체가 결손되어 있는 생쥐에게 '아디포론'을 투여하자 생존율이 상승했다는 점 등이 밝혀졌다.

앞으로 임상적 응용이 구체적으로 전개될 것으로 기대된다. '아디포론'뿐만 아니라 아디포넥틴의 기능을 응용한 연구가, 당뇨병뿐만 아니라 대사증후군 대책 및 알츠하이머 치료 등 여러 가지 형태로 확대되어 갈 것으로 기대된다.

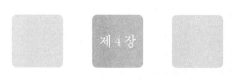

제 4 장

그 밖의 호르몬을 조절해서

상승효과를 높인다

건강 장수를 위해 조절해야 하는 호르몬은?

호르몬이란 인간을 포함한 동물 몸속의 내분비 계통에서 혈액 속으로 분비되어 특정 기관에 작용하는 물질을 말한다.

노화방지 연구를 하는 중에, 100세 넘게 건강을 유지하고 있는 장수 노인들이 공통적으로 가지고 있는 특징적 호르몬이 세 가지가 있다는 것을 알게 되었다.

그것은 이 책의 주제인 '아디포넥틴'과 혈당을 낮춰 주는 호르몬이기도 한 '인슐린', 나아가 남성 호르몬의 일종인 'DHEA-S(디히드로에피안드로스테론 황산염)'이다.

아디포넥틴이 건강하게 장수하는 사람들에게 많은 것은 지금까지 이야기한 아디포넥틴의 건강 효과를 돌이켜 보면 이해할 수 있을 것이다.

또, 인슐린은 당의 대사를 관장하며 혈당치를 낮춰주는 작용을 하는데, 장수 노인들의 인슐린 수치를 조사해 봤더니 미우라 유이치로 씨의 부친인 미우라 게이조 씨라든가 성 루카 국제 병원의 히노하라 시게아키 선생 같은 사람들의 경우 인슐린 혈중 농도가 굉장히 낮게 유지되고 있었다. 반대로, 자리 보존하고 누워 지내는 노인들의 인슐린 수치는 매우 높게 검출되었다.

이처럼, 나이가 든 다음에도 건강하게 지낼 수 있는지 없는지 여부는 인슐린 분비량과 관련이 있다. 어떻게 하면 인슐린에 의존하지 않을 것인가, 적은 양으로 효과를 발휘하게 할 것인가가 중요해지는 셈이다. 인슐린에 대해서는 165쪽에서 상세하게 설명하겠다.

마지막으로 'DHEA-S'는 부신으로부터 분비되는 호르몬으로 성 호르몬인 테스토스테론이나 에스트로겐의 전구체(한 단계 이전의 물질)이다. 이 호르몬의 혈중 농도가 높은 사람 중에 장수하는 사람이 많다는 사실이 알려져 있다.

장수에 관해서는 미국 메릴랜드 주 볼티모어에서 실시된 장기 종단 시험이라는 유명한 조사가 있다. 볼티모어에 살고 있는 65세 이상 남성 약 7백 명을 대상으로 25년에 걸쳐 실시한 추적 조사이다. 이 조사에서도, 장수하는 사람의 혈중 인슐린 농도는 낮고, DHEA-S는 높다(저하 정도가 낮다)는 사실이 밝혀졌다.

이러한 호르몬을 조절하기 위해서는 칼로리 제한과 정기적인 운동이 필수적이다. 제1장에서 히말라야 원숭이의 예를 소개한 바 있는데(41쪽 참조), 과식을 억제하여 배가 70% 정도 찰 때까지만 먹는 식으로 칼로리 제한을 지속하면, 배불리 잔뜩 먹으며 생활할 때보다 훨씬 더 젊음을 유지할 수 있다. 배가 70% 정도 찰 때까지만 먹는 식생활은 건강하게 장수하기 위해서 매우 중요하다.

또 한 가지 흥미 깊은 것은 장수하는 사람들은 체온이 낮은 경향을 보인다는 사실이다. 히노하라 시게아키 교수의 경우, 평소 체온이 35도 정도인 이른바 저체온이다. 이 것은 혈중 인슐린 수치가 낮다는 것과 관련이 있는데, 체온 이 낮으면 몸의 대사가 저하되고 에너지 소비도 최저한으 로 억제될 수 있는 상태가 되는 것으로 여겨진다.

건강하게 장수하기를 바란다면 인슐린의 기능에 눈을 돌려 분비를 억제하는 것이 중요하다.

[장수하는 사람들의 인슐린 수치는 낮고 DHEA-S 수치는 높다]

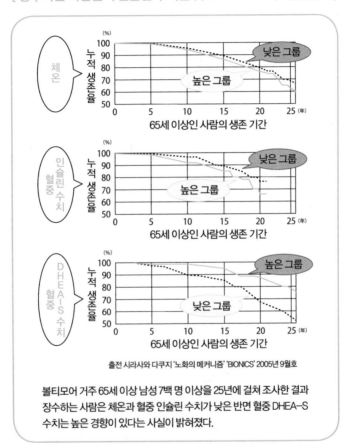

출전 시라사와 다쿠지 '노화의 메커니즘' 'BIONICS' 2005년 9월호

볼티모어 거주 65세 이상 남성 7백 명 이상을 25년에 걸쳐 조사한 결과
장수하는 사람은 체온과 혈중 인슐린 수치가 낮은 반면 혈중 DHEA-S
수치는 높은 경향이 있다는 사실이 밝혀졌다.

혈당치를 낮추는 단 하나의 호르몬 '인슐린'

혈당치를 높이는 호르몬에는 글루카곤, 아드레날린, 코르티졸, 성장 호르몬 등 여러 가지 종류가 있다. 포도당이 부족해서 혈당치가 내려갈 때는 간에 축적되어 있는 글리코겐을 분해하여 포도당을 만듦으로써 혈당치를 유지하는 메커니즘이 있는 것이다.

그러나 높아진 혈당치를 낮추는 호르몬은 '인슐린', 하나뿐이다. 인슐린은 췌장의 베타 세포에서 분비되어 혈액 속의 포도당을 활동을 위한 에너지로 바꾸기도 하고 지방이나 글리코겐으로 만들어 체내에 축적하는 작용을 담당하고 있다.

인간은 오랜 기간 굶주림과 싸우면서 지내왔기 때문에

포식상태에는 익숙하지 않다. 아니 포식상태에 대한 준비 자체가 없다. 그래서 인슐린은 고군분투하여 지나치게 높아진 혈당치를 낮추기 위해 필사적으로 기능하고 있다.

일본인들 중에는 인슐린 분비량이 적은 사람도 많지만, 그렇다고 해서 인슐린이 흘러넘칠 정도로 많이 나오는 게 좋은 것만은 아니다. 거기에는 함정이 숨어 있다.

인슐린 분비량이 지나치게 많으면 인슐리노마(췌장암)라는 병을 일으키게 된다. 뇌의 신경이 흥분하여 이상 행동을 일으키게 되는 병이다.

미국 버몬트 대학의 사라 솔닉 박사와 데이비드 헤멘웨이 박사의 연구에 따르면 1주일에 5캔 이상 달콤한 탄산음료를 마시는 고교생은 공격적, 폭력적이 된다고 한다.

또한 패스트푸드나 인스턴트 식품을 과식하는 습관을 가진 사람이 살인 사건을 일으켰을 때, 이런 식습관을 이유로 감형된 사례도 있다. 그것은 '정신적으로 도저히 못 견딜

상황일 때 패스트푸드나 인스턴트식품을 먹게 되는 습관이 있었고, 사건 당시 선악에 대한 판단 능력을 잃은 상태였다' 라는 변호사의 주장이 인정되었기 때문이다.

이 정도까지 가는 것은 미국에서나 있을 수 있는 일이라 고 할 수도 있겠지만 이런 당질이 듬뿍 든 음료나 음식에는 중독성이 있다.

제1장에서 소개한 바 있는, 당에 지나치게 의존하는 의 존성이 도를 넘어서면 이런 사태를 초래할 수도 있다.

분을 참지 못하는 젊은이나, 정상의 범주를 벗어난 사건 에 관한 뉴스를 목격할 때마다 길거리에 넘치는 당으로 범 벅된 식품의 과잉섭취가 영향을 준 것은 아닌지 생각하지 않을 수 없다.

장수라는 관점에서 인슐린을 주목해 보면, 지병으로 당 뇨병을 갖고 있으면서 100세를 넘기는 사람은 지극히 드물 다는 데이터가 있다.

인슐린은 하등동물의 경우 수명까지도 조절하는 호르몬인데, 선충을 사용한 실험에서는 인슐린을 받아들이는 수용체가 기능을 하지 않게 된 선충의 수명이 2배로 늘어났다고 한다. 또, 인슐린 수용체가 기능을 하지 않으면 먹을 것이 있는지 여부에 관계없이 동면상태로 들어가고, 그에 따라 대사기능도 떨어져 결과적으로 장수를 하게 된다는 예도 있다.

당뇨병은 당이 지나치게 많거나, 인슐린 분비가 부족해 혈액 속에 당이 넘치게 되는 병이다.

여기에서 주의해야 할 것은 당을 억제하고 혈액 속의 인슐린 증가를 억제하기 위해 한때 유행했던 '저 인슐린 다이어트' 같은 것을 권장하는 것은 아니라는 것이다.

이 다이어트는 칼로리가 아니라 GI(글리세릭 인덱스) 수치라고 하는 것을 기본으로 한다. 이것은 식후에 혈당치가 올라가는 속도를 수치화한 것으로, 포도당을 섭취할 때의 수치를 100으로 했을 때 수치가 잘 올라가지 않는 식품을 가능한 한 먹을 수 있을 만큼 먹는 방법인데, 이럴 경우 수치만 낮으면 무엇을 얼마만큼 먹건 상관없다는 생각에 빠지기 쉽다.

아디포넥틴 분비가 많아지게 하는 생활습관은 인슐린 기능 자체를 도와 당뇨병을 포함한 생활습관병을 서서히 피하는 방향으로 나아갈 수 있는 최선의 대책이다.

인슐린 분비를 억제하고, 건강 장수를 가능하게 하는 식습관

인슐린의 혈중 농도는 식사 내용 및 먹는 방법으로 조절할 수 있다.

여기에서는 인슐린과 장수의 관계에 초점을 맞춰 먹는 방법을 설명하기로 하겠다. 인슐린과도 관계가 깊은 아디포넥틴 분비로 이어지도록 먹는 방법을 소개한 95쪽과 함께 참고하기 바란다.

인슐린 분비 기능은 특히 65세 이상이 되면 떨어진다. 지금까지의 식습관으로 별 문제가 없었는데 건강 검진 때 갑자기 당뇨병 위험성을 지적받은 경우에는 당 섭취를 억제하고 먹는 방법에 주의할 필요가 있다. 또, 운동하는 습관도 길러야 한다.

당흡수를 억제하면서 먹는 방법을 추가하는 것도 좋다.

오크라나 낫토처럼 끈적끈적한 식품은 장에서 당의 흡수를 방해해 인슐린 효과를 높여준다.

또, 낫토에 함유되어 있는 낫토 키나아제라든가 생선에 들어 있는 EPA, DHA는 이른바 혈액을 졸졸 잘 흐르게 만드는 성분이기도 한데, 뇌경색이나 심근경색의 원인이 되는 혈전이 밤에 생기기 쉬우므로 저녁 식사 때 이런 음식을 먹는 게 좋다.

그 밖에 식초를 사용하는 요리나, 된장국을 먹어 혈당치를 낮출 수 있다. 또, 흰 쌀보다는 현미, 흰 빵보다는 잡곡빵, 우동보다는 메밀을 선택하면 인슐린 분비를 억제할 수 있다.

식사와 식사 사이에 간식은 하지 말아야 한다. 간식은 내려가려고 하던 혈당치를 다시 끌어올리기 때문이다. 그렇다고 해서 끼니를 거르게 되면, 먹자마자 혈당치가 지나치게 올라가 버린다.

규칙적인 식사습관을 지키는 것도 인슐린의 과잉 분비를 억제하는 데에 중요한 포인트이다.

'DHEA-S'는 노화 프로세스를 늦추는 촉망받는 호르몬

DHEA-S는 통칭 '회춘 호르몬'이라고도 한다.

성 호르몬인 테스토스테론이나 에스트로겐의 전구체(한 단계 전의 물질)로, 사춘기에는 낮은 수치밖에 확인되지 않지만 20세~25세 사이에 정점에 달하고, 나이가 듦에 따라 줄어들다가 통상 80세 정도에 없어진다.

그러나 건강한 고령자는 나이가 들어도 이 호르몬을 충분히 유지하고 있다는 사실이 조사를 통해 밝혀졌다.

규슈 대학의 나와타 하지메 교수 연구 팀이 90세 이상의 장수 여성을 조사해 본 결과 DHEA-S 수치가 40대 여성과 같은 정도로 유지되고 있는 사람도 있었다.

이 여성은 아주 건강한데다 생활습관병도 전혀 없었으며 치매 체크 테스트 대상에도 해당되지 않았다.

DHEA-S에 대해서는 아직 제대로 파악되지 않은 부분도 많지만 체내의 염증을 억제하거나, 동맥경화를 예방하고, 인슐린 기능을 도와주는 것으로 생각된다.

DHEA-S 분비가 잘 되게 만들려면 섭취 에너지를 제한해야 한다. 이때에도 역시 식사량을 줄이는 게 좋다는 것이다. 체중조절은 노화방지와 상통하는 것이다.

분비를 담당하는 부신을 건강하게 만드는 식재료는?

회춘과 더불어 '장수 호르몬'이라고도 불리는 DHEA-S는 부신에서 분비된다. 부신은 부신피질 호르몬인 '코르티솔'이나 '아드레날린' 등 자율신경 및 혈당 조절에 관여하는 호르몬 분비에 작용하는데, DHEA-S 분비가 적으면 아토피나 천식, 꽃가루 알레르기, 만성 피로 증후군 같은 병을 일으키기 쉽다고 알려져 있다.

DHEA-S 등의 분비를 돕고, 부신 그 자체를 건강하게 만들어 주는 음식으로 메밀, 검은콩, 목이버섯, 파, 부추, 양파, 연근, 잣 등이 있다. 또, 곡물 중에는 현미나 통밀가루 등에 들어 있는 비타민 B군이 부신 피로를 완화시킨다.

그 외에 양질의 단백질 및 지질을 많이 섭취하고, 채소는 꼭 효소가 풍부하게 들어 있는 생채소를 택해 샐러드나 주스로 만들어 충분히 먹는 것이 좋다.

반대로 커피, 홍차, 녹차 같은 카페인 과잉섭취는 피해야 하며, 당질이 많은 음식, 화학조미료 등도 피해야 한다.

제 5 장

아디포넥틴에 관한
의문 해결

이 장에서는 아디포넥틴에 관한 여러 가지 질문에 답하고자 한다.

아디포넥틴 수치를 조사하려면 어떻게 해야 하나?

단골 내과 의사가 있을 경우에는 상담해 보자. 만일 없다면 가까운 종합병원 내과나 당뇨병 전문의 등을 찾아가 검사를 받는다.

검사는 채혈을 통한 혈액검사이다(결과가 나올 때까지 걸리는 시간은 의료 기관에 따라 다르겠지만 며칠에서 1주일 정도이다).

일부 의료기관에서는 종합 건강검진 항목에 포함시키는 경우도 있는데, 아디포넥틴의 혈중 농도 검사가 현재 보험 적용 대상이 아니기 때문에 전액 본인부담이다.

이런 검사로 일단 수치를 잰 다음, 이 책에서 소개한 식사 및 운동을 3개월 정도 적극적으로 실천해 보고, 그 시점에 비만이 해소되어 있으면 아디포넥틴 수치도 변화되어 있을 것으로 기대할 수 있다. 다시 검사를 받아 보면 수치 변화를 실감할 수 있을 것이다.

정기적으로 조사하고 싶다면 1년에 한 번 정도가 좋다.

아디포넥틴에는 어떤 종류가 있는가?

크기와 형태에 따라 3종류로 나뉜다. 대부분의 경우, 아디포넥틴 분비량은 분비의 약 절반을 차지하는 '고분자형'으로 제한하여 재는데, 대사증후군 진단으로서 정밀도가 높다고 한다.*이 책에서도 아디포넥틴 분비량이라고 표현할 경우 고분자형의 양을 가리킨다

아디포넥틴 분비를 늘리기 위해서는 어느 정도의 체중이 적합한가?

내장지방이 늘어나면 아디포넥틴 분비가 줄어들기 때문에, 제대로 분비되게 만들기 위해서는 먼저 비만을 해소하는 것이 중요하다. 체중을 줄이는 정도에 있어서는 개인차가 있기 때문에 누구에게나 적용할 수 있는 수치를 말하기는 어렵다.

사람마다 자기 체격에 맞는 적정 체중이 있으며, 약간 살이 찐 것처럼 보인다 해도 아디포넥틴의 혈중 농도가 높은 사람도 있다.

다만 하나의 기준치로 제시한다면 지금까지 설명한 것처럼 20대 때의 체중에서 플러스 마이너스 5kg 이내의 변화에서 멈추는 것이 바람직하다. 그보다 더 살이 찔 경우에는 아무래도 분비량이 줄어들었을 가능성이 있다.

아디포넥틴 분비 이외의 관점에서 보더라도 지나치게 살이 찌거나 마른 것은 둘 다 좋지 않다.

물론 말랐어도 아디포넥틴 분비량이 적은 '저 아디포넥틴 혈증'인 경우도 있다. 이것은 원래 체질이었다는 이유 이

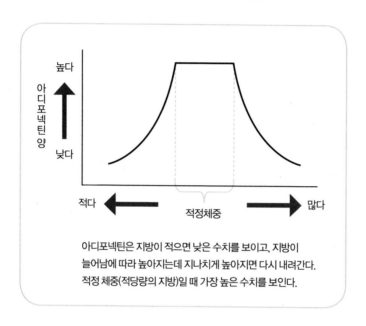

아디포넥틴은 지방이 적으면 낮은 수치를 보이고, 지방이
늘어남에 따라 높아지는데 지나치게 높아지면 다시 내려간다.
적정 체중(적당량의 지방)일 때 가장 높은 수치를 보인다.

외에, 고지방식 습관이 있는 사람에게 많다고 보고된다.

　이 경우에는 생활습관병뿐 아니라 암이나 기타 병에 걸
리기 쉬우므로 주의가 필요하다.

'아디포넥틴 유전자 다형성검사'는 참고할 만한 것인가?

유전자검사는 예전에 비해 상당히 일반화되었는데, 여기에는 범죄 수사나 친자 확인검사 같은 것을 비롯하여 비만 및 고혈압, 암이나 순환기 계통 질환검사 등 여러 가지가 있다.

그 중에 '아디포넥틴 유전자 다형성'을 조사하는 검사도 있다.

유전자 다형성이란 유전자를 구성하는 DNA 배열의 개인차를 말한다. 아디포넥틴의 경우 SNP276(의약품 식별기준)에는 세 가지 패턴이 있는데, 'G/G형', 'G/T형', 'T/T형'으로 나뉜다. G나 T와 같은 기호는 DNA의 네 가지 종류의 염기 중에서 구아닌, 티민을 가리킨다.

183쪽의 표로 나타낸 '혈중 아디포넥틴', '인슐린 저항성', '제2형 당뇨병 위험성' 모두에서, 'T/T형'이 대사증후군이나 생활습관병에 걸리기 쉬운 유형이라고 할 수 있다.

그러나 일본인은 40% 이상이 'G/G형'인데, 검사 결과를

[아디포넥틴 유전자]

(일본인의 통계)

아디포넥틴 유전자 다형(성) 비율

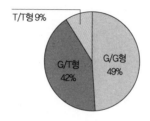

T/T형 9%

G/T형 42%

G/G형 49%

일본인 아디포넥틴
유전자의 40% 이상이
G/G 형이다.

아디포넥틴 유전자가 각 요인에 끼치는 영향

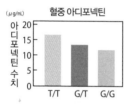

혈중 아디포넥틴

(µg/mL)

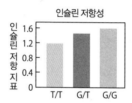

인슐린 저항성

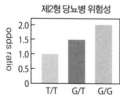

제2형 당뇨병 위험성

G/G형은 T/T형의 2/3 정도밖에
아디포넥틴이 분비되지 않아
혈중 아디포넥틴 양이 적기 때문에
인슐린 저항성이 높고,
제2형 당뇨병 위험성이 높아진다.

(제128회 일본의학회 심포지움 당뇨병과 동맥경화 [Ⅱ] 지질대사와 아디포 사이트카인, 아디포넥틴과
당뇨병 및 심혈관 질환의 분자 메커니즘(2004)/제2형 당뇨병의 맞춤 의료 Medical Practice 20:
799~801(2003)에서 작성)

보면 이런 유형인 사람은 'T/T형'에 비해 질병의 위험성이 몇 배나 더 높아진다고 한다.

'G/G형'일 경우 평소부터 당질 과잉섭취를 조심하고 정기적으로 검사를 받는 등의 체크가 필요하다.

'T/T형'일 경우라고 해서, 그냥 아무렇게나 생활해도 좋다는 뜻은 아니다. 우선은 자기 체질을 알고, 평소에 식생활 관리를 게을리 하지 않도록 한다.

아디포넥틴은 모든 지방세포에서 분비되는가?

분비량이 얼마나 되는지 하는 문제는 별도로 치고, 피하지방, 내장지방 모두 아디포넥틴을 분비한다. 그 외 지방 종류로 요즘 주목받고 있는 것에 이소성異所性 지방이라는 것이 있다.

이소성 지방에는 이른바 '지방간'이라고 불리는 간 속의 지방, 인슐린 저항성을 나타내기 쉬운 근육 속의 지방, 동맥경화의 원인이 되는 혈관 속 콜레스테롤 등 세 종류가 있는데, 이것들은 병적인 지방이라고 불린다. 내장지방이 늘어나는 것이 좋지 않은 이유는 이러한 이소성 지방이 되기 쉽기 때문이다.

'숨겨진 고혈압', '숨겨진 당뇨병'이라는 것은 어떤 증상인가?

'숨겨진 고혈압'이란, 병원 등 의료기관에서 혈압을 재면 정상 수치인데, 집에서 재면 수치가 높은 경우를 말한다. '가면 고혈압'이라고도 불리며 일본인 10명 중 1명꼴로 나타난다고 한다.

이런 일은 이미 고혈압 치료가 이루어지고 있는 경우에 많이 발생하고, 아침 식사 후 같은 때 강압제를 먹고 나서 약효가 지속되는 동안은 혈압이 정상 범위 안에 들지만, 약효가 떨어지면 특히 심야에서 이른 아침에 혈압이 높아진다. 약효가 떨어져 혈압이 높아져 있는 동안에 혈관에 문제가 일어나는 수도 있으므로 주의가 필요하다.

반대로, 집에서 재면 정상인데 의료기관에서 재면 높게 나오는 경우도 있다. 이것은 '백의 고혈압'이라고 하는데, 병원 같은 곳에서 불안이나 긴장 때문에 혈압이 높아지는 것이다.

혈압은 상황에 따라 변동되기 쉬운 것이므로, 집에서 잰 다음 그 수치도 의사에게 전달하도록 하면 좋을 것이다.

아디포넥틴 혈중 농도가 낮으면 고혈압 위험성은 높아진다. 이것은 아디포넥틴에 혈관을 확장시키는 작용이 있기 때문이다. 아디포넥틴 분비를 활발하게 함으로써 고혈압이 완화되는 경우가 종종 있으므로 반드시 아디포넥틴을 높이는 식생활습관으로 혈압 역시 적정 수치를 유지하도록 하자.

또 숨겨진 당뇨병이란, 대사증후군 체형도 아니고, 공복 시 수치로는 당뇨병 기준치에 해당되는 것도 아니어서, 대사증후군 검진 같은 것으로는 증상이 발견되지 않는 경우를 말한다. 인슐린 분비에 문제가 있는 경우에 '식후 혈당치'가 높아진다. 이것 역시 아디포넥틴이 정상적으로 분비되면 인슐린 기능이 강화되어 혈당치도 개선된다.

치매 및 장수와의 관계

Q 아디포넥틴이 치매나 노화방지와도 관계가 있는가?

아디포넥틴의 혈중 농도가 낮은 사람은 MCI(경도 인지 장애)나 알츠하이머형 치매로 진행되기 쉬운 경향을 보인다.

단, 아디포넥틴 수치가 나쁘다고 해서 반드시 치매에 걸린다고 할 수는 없으며, 상관관계가 깊은 것으로 보이지만 아직은 연구 단계에 있다.

또, 장수와 아디포넥틴의 관계를 보면, 아디포넥틴 수치가 높은 사람이 백수를 누리는 경우가 많다는 점에서 장수와의 관련성 역시 강하다고 생각되며 역학 조사에서도 그 같은 결과가 나왔다. 아디포넥틴과 수명과의 관련성을 보면, 구루메 대학 오타베 슈이치 교수 팀의 연구에서 인간 유전자를 심은 생쥐를 대상으로 아디포넥틴 양을 늘려보았더니 보통 생쥐에 비해 수명이 20~30% 늘어나는 결과가 나왔다고 한다.

또한 고에너지식으로 사육한 생쥐는 수명이 짧아졌지만, 아디포넥틴 양을 늘린 생쥐에게는 그런 일이 일어나지 않았다는 것도 명백해졌다. 아디포넥틴은 대사증후군이나 당뇨병 같은 생활습관병에 걸리지 않게 할 뿐 아니라, 건강 장수와도 관련성이 깊다는 사실이 앞으로 좀 더 명확하게 밝혀지지 않을까 생각된다.

식사법에 대하여

고혈압인데, 혈압 대책에 좋은 식사가 있는가?

최근 주목을 받고 있는 '효소'를 식사에 도입하면 좋을 것이다.

소금이나 설탕 대신에 효소를 사용하면 맛을 즐기면서 소금이나 설탕 사용을 억제할 수 있다. 단 것이 먹고 싶어 도저히 참을 수 없을 때는 효소 잼을 이용할 수도 있다.

당질 섭취를 좀처럼 끊지 못하다가 오히려 그 반동으로 과식을 하게 되는 사람이나 당뇨병인 사람에게도 권할 만하다.

쌀누룩에 들어 있는 알파에틸글루코시드라는 효소는 대사를 촉진시켜 주며, 쌀누룩에 들어 있는 감마아미노낙산은 콜레스테롤과 지방 축적을 억제해 준다. 단, 원료에 사용되는 쌀은 당질을 함유하고 있으므로 과식하지 않도록 조심해야 한다.

또 효소를 포함한 발효식품은 소화, 흡수되기 쉬운데다 몸에 부담도 덜 준다. 된장, 간장, 낫토, 가다랑어 포, 김치 같은 것도 많이 섭취하는 게 좋다.

Q 케톤체를 이용하는 체질로 만들면 아디포넥틴도 늘어나는가?

당질 제한에 따라 지방으로부터 케톤체를 합성할 수 있게 되었을 경우, 아디포넥틴과의 직접적인 관계는 아직 분명하게 확인된 바가 없지만, 지방이 에너지로 사용되어 소형 지방세포가 된다면 아디포넥틴 분비량 역시 늘어날 가능성이 있다.

머리가 맑아지고 배가 잘 고프지 않기 때문에 업무나 가사 능률도 좋아진다.

케톤체 시스템을 무리 없이 작동하게 하려면 69쪽에서 소개한 코코넛 오일을 활용하는 것도 좋다.

Q 케톤체가 나오고 있는지 확인하고 싶은데 어떻게 하면 가능한가?

종합 건강검진에 들어가 있거나 따로 혈액검사를 실시하여 알려 주는 곳도 있지만 그렇게 일반적이지는 않다. 시험용 종이에 소변을 적셔 측정하는 '케톤체 시험종이(의약품)'를 이용하는 확인 방법도 있으므로 조제약국에 문의해 보도록 한다.

케톤체에 대해 실천적인 정보를 알려면 어떻게 해야 하는가?
케토제닉 다이어트라는 식이요법이 있다. '몸 자체가 원래부터 가지고 있는 기능을 눈뜨게 하자'라는 목적으로 의사들이 고안한 식사법이다.

일본 문의처: 일본 기능적 다이어트 협회

전화 번호: 03-3868-0977

http://functionaldiet.org/about-ketogenic

당근·바나나·두유 주스

장내 환경을 정돈해 주는 조합으로, 쓸데없는 지방을 몸속에
담아 두지 않는다!

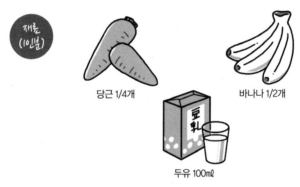

재료
(1인분)

당근 1/4개

바나나 1/2개

두유 100㎖

만드는
방법

① 당근은 잘 씻어 껍질을 벗기지 말고 한 입 크기로 썬다.
　바나나는 껍질을 벗겨 한 입 크기로 썬다.
② ①과 두유를 믹서에 넣고 간다.
　※ 당근 대신에 토마토나 청경채, 검은깨를 넣어도 좋다.

아디포넥틴 강화 식재료 | 당근

　당근은 아디포넥틴을 늘려 주는 효과가 있는 '식이섬유'를 많이 함유하고 있
다. 또 당근에 들어 있는 '베타카로틴'에는 동맥경화나 지질 이상을 개선하는 작
용도 있다. '베타카로틴'은 껍질에 많이 들어 있으므로 껍질째 먹는 것이 좋다.

아디포넥틴을 늘려 주는
아 침 주 스

청경채·사과·요구르트 주스

식욕 없는 아침이라도 위장에 부담 없이 마실 수 있는데다
영양까지 만점인 건강 주스

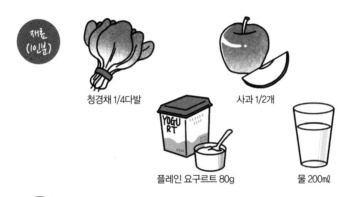

재료
(1인분)

청경채 1/4다발　　　　　　사과 1/2개

플레인 요구르트 80g　　　　물 200㎖

❶ 청경채는 잘 씻은 다음 밑동을 잘라내고 5cm로 썬다.
　사과는 잘 씻어서 껍질을 벗기지 말고 꼭지와 씨만 도려 낸 다음
　한 입 크기로 썬다.
❷ ①과 요구르트, 물을 믹서에 넣고 간다.
　※ 사과 대신에 바나나를 넣어도 좋다.

아디포넥틴 강화 식재료 | **사과**

　사과는 아디포넥틴과 마찬가지 효과를 발휘하는 성분인 '오스모틴'을 많이
함유하고 있다. 또 사과에 들어 있는 녹황색 색소인 케르세틴은 장수 유전자를
활성화시키는 작용을 하므로 노화 방지에 효과가 있다.

토마토·자몽 주스

혈관을 활기차고 건강하게 만들어 주는 주스, 비타민이 듬뿍 들어 있어
아디포넥틴 기능을 돕는다

토마토(중간 크기) 1/2개 　　　　　 자몽 1개

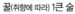

꿀(취향에 따라) 1큰 술 　　　　　 물 60㎖

① 토마토는 꼭지를 따고 한 입 크기로 썬다.
　 자몽은 껍질을 벗긴 다음 손으로 한 쪽씩 떼어낸다.
② ①과 꿀, 물을 믹서에 넣고 간다.
　※당근을 섞어도 좋다.

아디포넥틴 강화 식재료 | **토마토**

　토마토는 아디포넥틴과 같은 작용을 하는 '오스모틴'을 많이 함유하고 있다.
토마토의 붉은 색소 성분인 리코펜은 강력한 항산화력을 가지고 있어서 생활습
관병이나 암 예방, 노화 방지 효과도 높다고 알려져 있다.

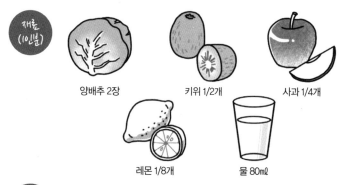

아디포넥틴을 늘려 주는
아 침 주 스

양배추·키위·사과 주스

풍부한 식이섬유가 혈당치 상승을 방지하기 때문에
다이어트 효과도 뛰어나다

재료 (1인분)

양배추 2장   키위 1/2개   사과 1/4개

레몬 1/8개   물 80㎖

만드는 방법

① 양배추는 한 입 크기로 썬다. 키위와 레몬은 껍질을 벗겨 한 입 크기로 썬다. 사과는 잘 씻어서 껍질을 벗기지 말고 꼭지와 씨만 도려 낸 다음 한 입 크기로 썬다.

② ①과 물을 믹서에 넣고 간다.

아디포넥틴 강화 식재료 | 키위

아디포넥틴을 증가시키는 성분을 풍부하게 함유한 식재료 중 하나가 오스모틴인데 키위에 많이 함유되어 있다. 또 '식이섬유'도 많이 함유하고 있다. 소화 작용을 돕고 위장에 주는 부담을 줄여주는 작용을 가진 단백질 분해 효소 '악티니딘'을 함유하고 있는 것이 특징이다.

파프리카·포도·사과 주스

먹는 아디포넥틴이라는 별명을 가진 '오스모틴'이 듬뿍 든 조합!

재료
(1인분)

파프리카(붉은색) 1/2개　　포도(거봉) 6알　　사과 1/4개

레몬 1/8개　　생강즙 2작은 술　　물 80㎖

만드는
방법

① 파프리카는 꼭지와 씨를 제거하고 한 입 크기로 썬다. 포도는
　 송이에서 떼어내 씨를 빼고, 사과는 잘 씻어서 껍질을 벗기지 말고
　 꼭지와 씨만 도려 낸 다음 한 입 크기로 썬다. 레몬은 껍질을 벗긴
　 다음 한 입 크기로 썬다.
② ①과 생강즙, 물을 믹서에 넣고 간다.

아디포넥틴 강화 식재료 | 생강

　매운 성분인 '징게롤'에는 아디포넥틴 저하를 억제하는 작용이 있다. 또 강력
한 살균력, 항산화 작용이 있어서 체내의 활성 산소를 제거하고 자율 신경을 활
성화시켜 면역력을 높여 준다. 몸을 따뜻하게 만들어 혈액의 흐름이 좋아지게
하고, 대사를 활발하게 만들어 주며, 지방을 연소시켜 주기도 한다.

아디포넥틴을 늘려 주는
아 침 주 스

오크라·상추·파인애플 주스

수용성 식이섬유& 불용성 식이섬유의 조화가 좋다,
마실 때의 느낌과 만족감도 충분!

재료
(1인분)

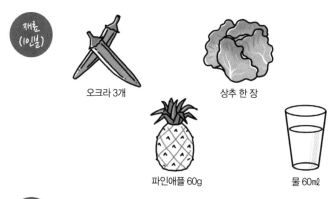

오크라 3개

상추 한 장

파인애플 60g

물 60㎖

만드는 방법

❶ 오크라는 꼭지를 따고 한 입 크기로 썬다. 상추는 한 입 크기로 찢는다. 파인애플은 껍질을 벗기고 한 입 크기로 썬다.
❷ ①과 물을 믹서에 넣고 간다.

아디포넥틴 강화 식재료 | **오크라**

오크라에 풍부한 '식이섬유'는 아디포넥틴의 분비를 촉진시켜 주는 성분이다. 특히 오크라의 끈적끈적한 성분인 펙틴은 수용성 식이섬유로서 혈중 콜레스테롤을 줄여 혈압을 낮추는 효과도 있다.

아보카도·두유·코코넛 오일 주스

열량이 높은 주스이면서도 중성지방을 늘리지 않기 때문에
아침주스로 적당하다

**재료
(1인분)**

아보카도 1/2개

두유 100㎖

꿀(취향에 따라) 1큰 술

코코넛 오일 1큰 술

**만드는
방법**

① 아보카도는 껍질과 씨를 제거하고 한 입 크기로 썬다.
② ①과 두유, 꿀, 코코넛 오일을 믹서에 넣고 간다.

아디포넥틴 강화 식재료 | 두유

두유에는 아디포넥틴을 효과적으로 증가시키는 대두단백질인 '베타-콘글리
시닌'과 '마그네슘'이 많이 들어 있다. 또한 고혈압이나 동맥경화, 심근경색 등을
예방하는 효과도 기대할 수 있다.

시라사와 다쿠지(白澤卓二)

1958년 가나가와 현 태생. 준텐도順天堂대학 대학원 연구과 노화 제어 강좌 교수, 의학 박사. 일본 항抗노화 의학 학회 이사. 지바 대학 의학부 졸업 후, 호흡기 내과에 입국, 동 대학원 의학 연구과 수료. 도쿄 노인 종합 연구소의 노화 게놈 바이오 마커 연구 팀 리더 역임. 전공은 수명 제어 유전자의 분자 유전학, 알츠하이머 병의 분자 생물학. 노화 방지 오피니언 리더로도 활약 중. 저서 「100세까지 똑똑하게 사는 101가지 방법」(문예춘추), 「2주일만에 효과를 볼 수 있다! 시라사와식 케톤 식사법」(간키 출판), 「비만 유전자—살을 빼기 위해 알아 두어야 할 것」(쇼덴샤) 등 다수.

이송희

1956년 전주에서 태어나 서울대학교 소비자 아동학과를 졸업하고 한국 외국어대학교 일본어과 및 동 대학원 박사 과정 수료. 번역서로는 학원문화사 발행 「지금 시작하자 늦었다고 생각한 순간이 가장 빠른 때다」, 「최후에 웃는 자가 진짜 프로다」, 「초발상법」과 「언덕위의 구름」전 10권, 「명치 유신」전 18권, 「먼 길 떠나는 아침에」, 「헤어지는 날까지」, 「재일 한국인의 저력」 등이 있다. 연세대학교, 한국 외국어대학교, 가천대학교 등 강사 역임.